PALÄO-DIÄT

Mit Der Paleo Ernährung Zurück Zum Idealgewicht

(Abnehmen Ohne Hunger! Schlank & Glücklich Mit Der Steinzeit-diät)

Melanie Bar

I0222634

Herausgegeben von Alex Howard

© **Melanie Bar**

All Rights Reserved

Paläo-diät: Mit Der Paleo Ernährung Zurück Zum Idealgewicht (Abnehmen Ohne Hunger! Schlank & Glücklich Mit Der Steinzeit-diät)

ISBN 978-1-77485-036-7

INHALTSVERZEICHNIS

Kapitel 1: Vorteile der Paleo Diät

Es ist eindeutig, dass die Beseitigung von Zucker und Fertiggerichten nur von Vorteil sein kann. Darüber hinaus wurde anhand von Studien bewiesen, dass Paleo Diät weitere gute Neuigkeiten bringt und viel leichter zu folgen ist, im Unterschied zu fettarmen Diäten oder Speiseplänen mit ständigem Kalorienzählen. Paleo Diät bringt folgende Vorteile:

• gesund und schnell abnehmen
• Verbesserung der Glucosetoleranz
• Verbesserung des Blutdrucks
• Keine Heißhungerattacken mehr
• erhöhte Chance auf ein langes, gesundes Leben

Energie und Konzentration

Eine Steinzeiternährung verleiht Energie während des gesamten Tages, sodass man keine Tiefpunktmomente hat, aus denen man mit einem Schuss Zucker aufwachen muss. Außerdem nimmt man bei der Paleo Diät nicht zu, obwohl man mehr Fleisch und Fett verzehrt. Diese werden ausgewogen während des Tages verteilt und bestehen ohnehin aus gesunden Lebensmitteln und viel Gemüse.

Niedriger Insulinspiegel

Durch den Verzicht auf raffiniertem Zucker wird der Insulinspiegel normalisiert. Dadurch sinkt das Risiko für die Entwicklung von Diabetes oder Herz-Blut-Krankheiten. Außerdem führt ein niedriger

Insulinspiegel zu Gewichtsverlust, da wenig Insulin als Signal für die Leber dient, um Körperfett als Energie zu verwenden. Deshalb ist es immer sehr schwer, Gewicht zu verlieren, wenn man immer wieder eine Kleinigkeit nascht, obwohl die erlaubte Kalorienanzahl nicht überschritten wird.

Allergien erkennen

Paleo Diät ist eine glutenfreie und lactosefreie Diät. Die beiden sind die Hauptverdächtigen, wenn es um Lebensmittelallergien geht, ein starker Indikator, dass der Mensch als Spezies immer noch daran arbeitet, sich an solche Lebensmittel überhaupt anzupassen. Viele betroffene Menschen sind sich nicht bewusst, dass sie eine Lebensmittelallergie oder Unverträglichkeit haben. Erst wenn sie diese Lebensmittel wegstreichen, spüren sie den Unterschied. Paleo Diät macht sich also bei denen besonders spürbar, die von vornherein eine unentdeckte Allergie hatten.

Abwehrkräfte stärken

Lactose und Gluten führen bei Allergikern zu Reizdarmsyndrom und blockieren somit die optimale Absorption von Nährstoffen. Zudem führt Zuckerkonsum zu einer Überbevölkerung von Candida-Pilzen im Darm, was nochmals eine Störung in der Harmonie der Darmflora verursacht. Ein gesunder, absorptionsfähiger Darm ist die Grundlage für ein gut funktionierendes Abwehrsystem.

Gesunde Zähne

Auch wenn man eine regelmäßige Mundhygiene betreibt, aber die ganze Zeit an zuckerhaltigen

Getränken nippt, sind die Zähne sehr anfällig auf Karies. Eine Paleo Diät hat nicht nur kein Zucker, sondern ist für die Zähne von Vorteil. Fleisch und rohe Lebensmittel wie Karotte und grüner Apfel säubern die Zähne und befreien von Plack. Archäologische Befunde zeigen, dass Steinzeitmenschen viel gesündere Zähne hatten als wir heute, samt professioneller Zahnpasta und anderen prophlaktischen Mitteln.

Mit Paleo länger leben

Man könnte sagen, dass der Steinzeitmensch ein kurzes Dasein auf der Welt hatte. Das ist allerdings wahr, doch sein kurzes Leben ist nicht seiner Ernährung verdankt, sondern den täglichen Widrigkeiten in Form von wilden Tieren, sporadischer Obdachlosigkeit, Frost, Durst, Krankheiten oder Gewalt.

Heute können wir die Privilegien einer zivilisierten Gesellschaft genießen, verkürzen aber unser Leben mit einer ungesunden Ernährung und zu wenig Bewegung im Freien. Der heute sichere Lebensraum, zusammen mit der damaligen Diät ist die perfekte Kombination für ein langes und gesundes Leben.

Praktischer Vorteil: Schluss mit lästigem Kalorienzählen

Mit der Paleo Diät ist man nicht gezwungen, ständig die Kalorien zu zählen, Gramm Eiweiß oder Fett in Kalorien umzurechnen oder sich mit kleinen Portionen zufriedengeben. Die Paleo Diät ist so gestaltet, dass sie genau die richtige Menge an Kalorien verleiht, die man braucht. Der innere Essens-Kompass ist tief in uns verankert und weiß ganz genau, wie viel und was wir essen müssen. Sobald Du wieder normales, natürliches Essen verzehrst, normalisiert sich der Stoffwechsel und schaltet wichtige Prozesse wie das Sättigungsgefühl rechtzeitig ein. So wirst Du auf natürliche Art merken, dass Du satt wirst. Die Lust auf etwas Süßes stellt hier kein Problem dar. Ein Stück Obst kann unser Heißhunger auf Zucker schnell löschen und ist zudem auch sehr gesund.

Kapitel 2: Einige einfache Rezepte für eine Paleo-Diät

1. Acorn squash mit walnüssen und cranberries:
Diese einfache Mahlzeit dauert ca. 15 Minuten zur Vorbereitung und eine Stunde kochen. 1 Eichel Kürbis halbieren und die Samen sind ausgehöhlt. Ein Ofen ist vorgeheizt bis 375 F. Während der Ofen heizt, ist eine halbe Tasse Walnüsse grob gehackt,mit halbe Tasse frische Cranberries. Diese werden dann mit zwei Esslöffel Honig in einer Schüssel gemischt. Die Mischung wird dann die beiden Hälften mit einem Esslöffel Ghee oder Butter hinzugefügt. Sie sind dann in eine Folie gewickelt und im Inneren des Ofens in eine Auflaufform gelegt. Es ist dann im Ofen gebacken, für eine Stunde, bis das Fleisch der Eichel weich wird. Das Gericht kann als Beilage neben einigen anderen Protein reichhaltiges Gericht, z. B. Hühnerbrust, Quiche, Frittata oder einApfel-Zimt-Schweinelende serviert werden.

2. Brokkoli und apfel-salat mit walnüssen:
Bereiten würde dieses Gericht etwa zwanzig Minuten dauern. Zunächst einmal eineTasse Mayonnaise, eine gehackte Knoblauchzehe, Meersalz, schwarzer Pfeffer, 1 Esslöffel Honig und zwei Esslöffel Zitronensaft werden zusammen in einer Schüssel gemischt. Zusätzliche Gewürze können nach Geschmack hinzugefügt werden. In einer anderen Schüssel, eine Mischung aus gehackten mittleren Fallhöhen von

Brokkoli, einegroße geriebene Karotte, einer zerkleinerten Äpfel, ein Viertel Tasse gehackte Zwiebeln, halbe Tasse gehackte Walnüsse und ein Viertel Tasse getrocknete Cranberries kombiniert. Der Inhalt der beiden Schalen werden dann gründlich vermischt und serviert. Dies ist ideal für einen kleinen Snack und eine große Quelle der sofortigen Vitamine B1, B2, B6, B9 und C, Magnesium, Kupfer, Phosphor, Kalium und Mangan.

3.   Schweinefilet mit warmen birne salsa:
Zwei gewürfelte Birnen, ein Viertel Tasse gehackte Walnüsse, einem Esslöffel gehackter frischer Schnittlauch und einen Esslöffel Zitronensaft werden zusammen gemischt in eine Schüssel geben. Diese werden dann mit Salz und Pfeffer gewürzt.

Etwas Speisefett wird in einer Pfanne geschmolzen und das Filet ist hinzugefügt undgekocht, bis es von allen Seiten braun ist, die auf jeder Seite etwa zwei bis drei Minuten dauern würde. Abgebaut wird die Hitze auf Medium aus hoch, und zwei Knoblauchzehen und eine gewürfelte Zwiebel hinzugefügt, um die Pfanne geben und für ca. zwei Minuten gekocht. Drei Esslöffel Balsamico-Essig wird dann hinzugefügt unddie Hitze ständig rühren und Schaben die Mischung aufkochen, erzogen. Halbe Tasse Hühnerbrühe wird hinzugefügt, gefolgt von der Birne Salsa zuvor zubereitet. Dieswird dann in den Ofen für 15 bis 20 Minuten gebacken.

Es ist nach den Schweinefleisch vier bis fünf Minuten ruhen lassen, in Scheiben geschnitten und serviert mit Salsa.

4. Gebratener rosenkohl mit trauben:

Vier Tassen halbierte Rosenkohl sind mit zwei Tassen kernlose rote Trauben in einerSchüssel gemischt. Ist der Ofen vorgeheizt bis 400 F. Die Mischung in die Schüssel wird dann gewürzt mit Balsamico-Essig, Olivenöl, Thymian und Salz und Pfeffer nachGeschmack hinzugefügt. Dies wird dann für etwa dreißig bis fünfunddreißig Minuten in den vorgeheizten Ofen geröstet. Gehackte Walnüsse werden hinzugefügt und dann für weitere acht bis zehn Minuten geröstet und dann serviert.

5. Obstsalat mit minze und limette:

Erstens sind acht Streifen von Kalk, die ungefähr zwei Zoll lang sind, zusammen mitsechs Zweige Minze geschält. Diese werden kombiniert und eine Tasse Wasser, welches dann, in einem Topf bei mittlerer Hitze gekocht wird bis die Hälfte des Wassersverdampft. Den aufgeweichten Limette und Minze werden dann aus dem Topf entfernt, dann zulässig ist, abkühlen lassen. Zwei Esslöffel gehackte Minze, 1 Esslöffel Limettenschale und zwei Esslöffel Limettensaft werden dann auf den Topf hinzugefügt.Dadurch wird die Limette und Minze-Sauce.

In einer anderen Schüssel, eine Tasse kernlose rote Trauben, eine Tasse grüne kernlose Trauben, drei

Pflaumen schneiden zwei Nektarinen, Keile und zwei Pfirsiche, geschält werden, bevor in Keile geschnitten miteinander vermischt ist. Die Limette undMinze-Sauce ist dann auf ihnen hinzugefügt, und warf, bis die Früchte damit beschichtet sind.

6. Obst kuchen:

Eine halbe Tasse Mandeln Mehl, eine halbe Tasse Tapiokamehl, halben Esslöffel Backpulver und halben Esslöffel Meersalz werden miteinander vermischt. Der Ofen muss bei 350 F. vorgewärmt werden Next, einen Esslöffel Boden Muskatnuss, Zimt undNelken sind die Mehlmischung hinzu und wieder gemischt.

In einer separaten Schüssel fünf Eiern, einer Tasse Ghee oder Butterschmalz, eine Tasse Honig und einen Esslöffel Vanille-Extrakt miteinander vermischt werden. Der Inhalt der beiden Schalen sind gemischt und gerührt, bis die Mischung glatt wird. EineTasse gehackte Datteln, Rosinen, eine Tasse getrocknete Kirschen, gefolgt von einerTasse Mischung aus getrockneten Früchten Wahl zwei Tassen sind dann die Mischung hinzugefügt und wieder gerührt. Dies ist dann in eine gefettete Kastenform gegossen und für 45 Minuten bis eine Stunde im Ofen gebacken.

7. Rindfleisch würfeln mit gerösteten karotten und pilze:

Der Ofen vorgeheizt bis 250 F. Drei Pfund Rindfleisch Spannfutter müssen in Würfelgeschnitten und gewürzt mit Meersalz und schwarzem Pfeffer abschmecken. EtwasSpeisefett wird über eine feuerfeste Pfanne bei mittlerer Hitze geschmolzen, und dieRindfleisch-Würfel sind für ein oder zwei Minuten auf jeder Seite in der Pfanne erhitzt, bis sie braun goldig und dann beiseite stellen. Eine geschnittene Zwiebel und 3 gehackte Knoblauchzehen werden zwei Minuten lang gekocht. Eine Tasse Rinderbrühe ist dann die Zwiebel und den Knoblauch hinzu und gerührt. Die Mischung und dasFleisch wieder in die ofenfeste Pfanne gegossen, bedeckt und im Inneren des Ofensplatziert. Das Fleisch wird dann in den vorgeheizten Ofen für drei Stunden gekocht.

Acht Unzen geschnittene Karotten und in Scheiben geschnittenen Champignons sind gemischt mit einem Esslöffel Thymian und einen Esslöffel geschmolzene Speisefett. Diese werden dann für 15 Minuten geröstet. Sobald das Fleisch fertig ist, wird esmit dieser Gemüsemischung serviert.

8. Gurke und karottensalat:
Zwei Gurken und drei Karotten werden in dünnen kreisförmigen Streifen mit einemSpiralizer, Messer oder einer Mandoline geschnitten. Eine dünn geschnittenen Frühlingszwiebeln ist dann diese Mischung hinzugefügt und miteinander kombiniert. In einer Schüssel zwei Esslöffel Weißwein-Essig, frischem Limettensaft und Olivenöl extravergine hinzukommen und gemischt zusammen, gewürzt mit schwarzen Pfeffer nach Geschmack. Das Dressing ist gegossen auf Gurken, Karotten und Frühlingszwiebeln und sanft

warf. Es wird dann mit bestreut Sesam obenauf serviert.

9. Gebackene eiern mit spargel und lauch:

Der Ofen hat bis zu 400 F. vorgewärmt werden Vier oder mehr Scheiben Speck beimittlerer Hitze in einer Pfanne gekocht und gehalten etwa drei Minuten pro Seite, bis es noch ganz zart ist. Dann eine gehackte Knoblauchzehe und einer in Scheiben geschnittenen Porree hinzugefügt, um die Pfanne geben und für zwei bis drei Minuten gekocht. Eine Reihe von Spargel ist hinzugefügt und kochte für etwa sechs Minuten, bis er weich und zart ist. 4 Eiern werden hinzugefügt und nach Geschmack gewürzt und dann für drei bis vier Minuten in den Ofen gelegt. Zwei bis drei Esslöffel gehackter frischer Schnittlauch werden vor dem Servieren hinzugefügt.

10. Spargel bänder mit zitronen-dressing:

Die Köpfe und die Enden sind aus einem Pfund Spargel gehackt. Diese sind dann inetwa drei Tassen von Bändern mit einem Gemüseschäler rasiert. Die Bänder sind dann für ca. 3 bis 4 Minuten auf einen Topf mit Wasser gekocht und dann aus dem Wasser und Links zu kühlen.

Zwei Esslöffel Zitronensaft und Olivenöl extra vergine jedes zusammen mit halben Esslöffel Dijon-Senf sind zusammen mit Meersalz und schwarzem Pfeffer in einer Schüssel vermischt.

Spargel, eine halbe Tasse halbierte Kirschtomaten und zwei Esslöffel fein gehackterSchnittlauch werden dann in einer Schüssel vermischt. Das Dressing ist dann hinzugefügt, um diese Schale und warf bis gut vermischt.

11. Mit wurst gefüllte jalapeno beißt

Während der Ofen bei 425 F wärmt, wird etwas kochen Fett bei mittlerer Hitze in einer Pfanne geschmolzen. Ein Pfund italienische Wurst Fleisch (mit dem Gehäuse entfernt) ist darin für etwa vier bis fünf Minuten bevor es braun wird gekocht. Eine kleinegewürfelte Zwiebel, ein Viertel Tasse Mandeln Mehl, ein Ei und halben Esslöffel getrockneter Oregano ist kombinierte und gewürzt mit Meersalz und schwarzem Pfeffer.Dies ist dann die braune Wurst hinzugefügt und gerührt, bis alles gut vermischt.

Eine Jalapeno oder Paprika gehackt ist die Hälfte, und die Mischung ist in jedem halben Abschnitt gelöffelt. Diese werden dann auf ein Backblech legen und im vorgeheizten Ofen etwa fünfzehn bis zwanzig Minuten gesetzt.

12. Heidelbeer-pfirsich-salsa

Drei Esslöffel frischer Limettensaft, ein Viertel Tasse frischem Pfirsichsaft und eine gehackte Knoblauchzehe wird gewürzt mit Salz und Pfeffer abschmecken. 4 gewürfeltegeschälte Pfirsiche, acht Unzen von Blaubeeren, halbe Tasse Granatapfelkerne, einegehackte rote Zwiebel, eine gehackte Jalapenopfeffer und zwei Esslöffel gehacktes Basilikum und gehacktem Schnittlauch sind miteinander vermischt, in eine Schüssel geben. Die Limette und

Pfirsich Säfte sind dann die Mischung aufgebracht und warf bis gut durchgemischt. Dies ist dann gekühlt.

13. Karotten und steckrüben mash

Ein Pfund geschälte und gehackte Karotten und Steckrüben befinden sich in einemTopf mit Wasser bedeckt. Dies ist dann gekocht und dann reduziert auf ein köcheln lassen für ca. 20 Minuten, bis das Gemüse weich ist. Das Wasser wird abgelassen und mit einem Kartoffelstampfer, das Gemüse püriert werden. Ghee und Gewürze werden nach Geschmack hinzugefügt. Es wird mit nieselt Petersilie obenauf serviert.

14. Balsamico geröstete möhren und grüne bohnen

Da der Ofen bis 400 F wärmt, sind ein Pfund geschnittene Karotten und ein Pfund getrimmte grüne Bohnen mit zwei gehackten Knoblauchzehen und drei Esslöffel Olivenöl gemischt. Meersalz und schwarzer Pfeffer werden nach Geschmack hinzugefügt. Diese befinden sich dann in einen Bräter und in den vorgeheizten Ofen, wo sie fürfünfundzwanzig bis dreißig Minuten geröstet werden. Das Gemüse bestreut mit dreiEsslöffel Balsamico-Essig und für drei bis fünf Minuten geröstet. Frischer Petersilie ist an der Spitze vor dem servieren beträufelt.

15. Die jakobsmuscheln und spargel:

Der Grill hat auf mittlerer Hitze vorgewärmt werden. Eine gehackte Knoblauchzehe ist auf einer kleinen Pfanne auf dem vorgeheizten Grill auf Olivenöl geröstet, bis es goldbraun ist. Die Hitze wird abgesenkt und Tomaten und Cayenne-Pfeffer hinzugefügt und für zehn Minuten geköchelt. Zwei gehackte Frühlingszwiebeln, 1 Zitrone gepresst für Saft, ein Viertel Tasse dünn geschnittenen Schnittlauch wird zusammen miteinem Esslöffel Olivenöl Knoblauch hinzugefügt. Gewürze nach Geschmack hinzugefügt werden, und die Mischung wird aufgehoben. Die Jakobsmuscheln (sechs Tage altes Boot Jakobsmuscheln) und eine Reihe von grünem Spargel in Olivenöl eingerieben und gewürzt mit Meersalz und schwarzem Pfeffer abschmecken. Der Spargel wird gegrillt, es wird gekocht, bis die Jakobsmuscheln sind auf den Grill gelegt und füretwa sechs Minuten, bis das Fleisch fest wird gekocht. Der Spargel wird auf die Platte gelegt und bestreut mit Vinaigrette und die Jakobsmuscheln sind über den Spargel mit weiteren nieselt Vinaigrette an der Spitze platziert und serviert.

16. Die türkei, grünkohl und blumenkohl-suppe:
Zwei Esslöffel Kokosöl sind geschmolzen in einen Topf geben und bei mittlerer Hitze. 4 gehackte Schalotten, drei Karotten in Scheiben geschnitten, wird das Kokosöl eine Paprika in Stücke schneiden und eine und eine halbe Tasse gehackte Blumenkohlhinzugefügt. Diese Mischung wird gekocht, für etwa acht bis zehn Minuten, bis dasGemüse weich ist, ist häufig zwischendurch umrühren. Ein Pfund von Putenhackfleisch ist dann das Gemüse hinzugefügt und kochte für weitere sechs bis acht Minuten, bis das Fleisch gar ist. Mit Meersalz und schwarzem Pfeffer nach Geschmack hinzugefügt werden fünf Tassen Hühnerbrühe und fünfzehn Unzen Dose gewürfelte

Tomaten hinzugefügt. Die Hitze wird erhöht, bis die Suppe zum Kochen gebracht wird. Inder Zwischenzeit vier Tassen Grünkohl mit ihren Rippen entfernt und grob gehackteBlätter werden hinzugefügt, der Topf bedeckt, und die Hitze wird reduziert, um köcheln lassen für ca. 15 Minuten, bevor es serviert wird.

17. Cranberry pesto frikadellen

Ein Pfund Boden Türkei Oberschenkel, eine halbe Tasse Cranberry Pesto, zwei Esslöffel Kokosöl, halben Esslöffel Meersalz und ein Viertel El Pfeffer ist alle hinzugefügt ineine Schüssel geben und gut durchgemischt. Dies wird dann beiseite für zehn Minuten gehalten, da das Kokosöl erlaubt ist, sich niederzulassen und aufgenommen vonden Zutaten. Einen Esslöffel Ghee in einer Pfanne vorgewärmt und geschmolzen. Die Mischung wird in Frikadellen gerollt und in die Pfanne gelegt. Die Pfanne ist überdacht und die Frikadellen sind vier Minuten lang gekocht. Dann werden die Frikadellen auf der anderen Seite umgedreht und weitere vier Minuten gekocht. Dies wird fortgesetzt, bis alle Seiten die Frikadelle braun sind.

Kapitel 3: Wie man gewicht mit Paleo verliert

die Paläo-Diät ist kein Gewichtsverlust-Programm per se; die Gewichtsabnahme, die die meisten Menschen erleben, ist auf die Änderung des Lebensstils zurückzuführen. Wenn Sie trinken 2 Liter Pop jeden Tag und dann stoppen Sie diese eine Gewohnheit, ohne es durch andere Zucker zu ersetzen, werden Sie Gewicht verlieren. unsere Ernährung ist mit ungesunden Entscheidungen beladen, weil sie bequem sind und gut schmecken.

Ich erinnere mich, dass ein Kerl mir eine Geschichte darüber erzählte, wie sein Ernährungsberater ihn eine Woche lang alles verfolgen ließ, was er aßen, und dieser Kerl aßen viel, so dass sein Kalorienverbrauch etwa 5000-6000 Kalorien pro Tag betrug. unnötig zu sagen, dass er nicht in der besten Form war.

sein Ernährungsberater gab ihm dann eine Diät, die voller gesunder Nahrung war und die gleichen 5000 Kalorien entsprach. der Kerl war zu Boden, wie viel gesundes Essen es braucht, um 5000 Kalorien pro Tag zu essen, und es war in diesem Moment, dass etwas klickte. er sah, wie einfach es war, weniger zu essen und sich genauso voll zu fühlen, ohne die Mengen an Junk-Food, die er vorher gegessen hatte.

Nur durch die Umstellung auf eine Paläo-Diät schnitt er im Wesentlichen seine täglichen Kalorien in die Hälfte und fühlte sich großartig dabei. er verlor schnell eine erhebliche Menge an Gewicht. Wenn Sie Ihren Lebensstil über wechseln, werden Sie fast automatisch abnehmen, weil Sie so oft übermäßig konsumieren.

der Kampf kann ins Spiel kommen, wenn Sie beginnen, sich zu langweilen oder Heißhunger gesetzt. deshalb zu lernen, zu kochen und eine Vielzahl von Lebensmitteln in Ihrer Ernährung zu halten ist wichtig.

wie die Paläo-Diät hilft, Gewicht zu verlieren:

Sie konsumieren niedrigglykämische Lebensmittel, die helfen, den Blutzucker stabil zu halten und heiß blütig. dies vermeidet auch die typischen Zuckerhochs und Tiefs, die Menschen erleben. es sind die Tiefs, die sie jeden Nachmittag am Nachmittag in Snickers Bars keuchen.

Es ist ein sehr hoher Ballaststoff-Lifestyle, wenn Sie die Menge an Gemüse und Obst konsumieren, die Sie sein sollten. ohne Ballaststoffe bewegt sich das Essen nicht richtig und Ihr Verdauungssystem leidet. Sie können nicht verstopft werden und gleichzeitig abnehmen.

• Hohes Protein hilft Ihnen, sich länger voller zu fühlen und ermöglicht eine bessere Reparatur des Muskelgewebes. je schlanker und muskulöser Sie sind, desto effizienter sind Sie bei der Verwendung der Kalorien, die Sie verbrauchen, anstatt sie als Fett zu speichern.

• Erhöhter Verbrauch von Omega-3-Fettsäuren hat zahlreiche gesundheitliche Vorteile, von denen einer

Gewichtsverlust ist. Ich weiß aus eigener Erfahrung, dass sie einen großen Einfluss darauf haben, wie viel Gewicht Sie verlieren können.

Sie erhalten eine große Dosis dringend benötigter essentieller Vitamine und Mineralstoffe, die sicherstellt, dass Ihr Körper auf Spitzenwerten funktioniert. Die Paläo-Diät ist reich an Vitamin c, das dem Körper hilft, Fett zu verstoffwechseln.

als Gewichtsverlust-Coach, der erste Grund, warum ich Paleo empfehlen würde, ist die Tatsache, dass es ein natürlicher Gewichtsverlust Plan ist. Wenn Sie ihm folgen, werden Sie nicht mehr so ziemlich alles konsumieren, was voll von Konservierungsstoffen, verarbeitetem Mehl oder unnötigem Zucker ist. es gibt keine Notwendigkeit für Fatburner oder eine lange Liste von Fettabbau Ergänzungen.

Ich habe viele Male gelesen, dass Sie nicht Kalorien zählen müssen oder wirklich überwachen, wie viel Sie auf der Paleo-Diät essen, aber ich bin etwas nicht mit dieser Aussage. wenn es um Gemüse geht, ist mehr immer besser und es gibt keine wirkliche Sorge dort.

aber diese Ernährung ist höher in gesunden Fetten und Sie müssen darauf achten, wie viel Sie essen, weil Sie sehr schnell über Bord gehen können. Nüsse, Samen und Avocados sind alle fettreich und verpacken einen Kalorienpunsch. Sie können immer noch Gewicht gewinnen, indem Sie in jeder Art von Nahrung zu viel zu sich geben, gesund oder nicht.

Überkonsum ist überkonsum einfach und einfach. Wenn Sie sich Ihren Teller ansehen, stellen Sie sicher, dass es mit mageren Proteinquellen und einem großen Haufen Gemüse gefüllt ist und Sie werden in Ordnung sein. Essen Sie Früchte, Nüsse und Samen, um einige Heißhunger zu befriedigen und alles wird schön an Ort und Stelle fallen.

Wenn Sie lesen, können Sie Speck essen und entscheiden, drei Pfund pro Tag zu essen, dann werden Sie nicht den Gewichtsverlust bekommen, nach dem Sie sind. Auch wenn die Menschen hassen, es zu hören, muss es einen gesunden Menschenverstand beim Abnehmen geben. Speck ist köstlich und kann in Maßen konsumiert werden, wie die meisten Lebensmittel.

essen, was Ihr Körper braucht, nicht mehr und nicht weniger. die Jäger adten nur das, was sie brauchten, um die effizientesten Jäger zu sein, und schluchzten sich höchstwahrscheinlich nicht selbst, weil es nie genug gegeben hätte. sie waren immer einsatzbereit und sie sollten sich immer einsatzbereit fühlen.

Kapitel 4: Paleo-Rezepte

es gibt Tausende von paläo freundlichen Rezepten zur Verfügung, die die Ausrede wegnimmt, nichts auf Paleo zu essen. Ich habe einige grundlegende Rezepte zusammengestellt, um Ihnen den Anfang zu machen, aber ich schlage immer noch stark vor, dass Sie sich ein hochwertiges umfassendes Paleo-Kochbuch kaufen und dann lernen, wie man kocht, wenn Sie nicht wissen, wie.

- Schlussfolgerung

Ich hoffe, dieses Buch hat Ihnen alles gegeben, was Sie wissen müssen, um die Paläo-Diät zu einem Teil Ihres Lebensstils zu machen. Jetzt ist die große Frage: Gehen Sie alle paleo oder für eine modifizierte Version?

mit jeder Änderung des Lebensstils, nehmen Sie es einen Schritt nach dem anderen. Dies funktioniert in beide Richtungen: Wenn Sie das Gewicht verlieren, das Sie mit einem Paläo-Lebensstil wollen, aber entscheiden Sie sich, andere Lebensmittel wieder in tun es langsam zu beginnen. Wenn Sie regelmäßig wieder Pasta essen möchten, beginnen Sie nicht mit einem italienischen All-you-can-eat-Buffet oder Ihr Magen wird Ihnen das Gefühl geben, dass Sie sterben.

achten Sie sehr auf die Essgewohnheiten, die Sie dazu gebracht haben, an Gewicht zu gewinnen und zu vermeiden, dass Sie diese um jeden Preis wiederholen.

Es ist nichts falsch daran, alternative Lebensmittel in Maßen zu genießen, aber wenn Sie in einer Denkweise sind, wo Sie sich selbst nicht kontrollieren können, würde ich diese Versuchungen vollständig vermeiden.

Ich möchte auf Ergänzungen berühren, bevor Sie gehen. Ich würde empfehlen, eine Vitamin-D-Ergänzung, egal welche Diät Sie auf sind. wenn Sie in einem Klima sind, das geringe Mengen an Sonne hat oder in einem Job sind, wo Sie selten die Sonne sehen, ist Vitamin D Ihr Freund. es gibt zahlreiche gesundheitliche Vorteile, um mit Vitamin d zu ergänzen, aber stellen Sie sicher, dass Sie zuerst mit Ihrem Arzt überprüfen.

Wenn Sie eine gesunde Dosis Gemüse essen, werden Sie etwas Kalzium in Ihrer Ernährung bekommen, aber mit der Beseitigung der Milch können Sie sich zu kurz kommen. Wenn Sie betroffen sind, können Sie eine hochwertige Calcium/Magnesium-Ergänzung mit Ihrem zusätzlichen Vitamin d hinzufügen, das bei der Absorption hilft.

wenn Sie sich zu irgendeinem Zeitpunkt beim Lesen dieses Buches sagten: "Ich kann das nicht tun, weil ich keinen Zugang zu diesem Essen habe" oder "Ich könnte niemals auf bestimmte Lebensmittel verzichten", lassen Sie mich Ihnen versichern, dass Sie dies tun können. mit ein wenig Forschung finden Sie Lebensmittel, die Sie als Ersatz verwenden können, und es gibt in der Regel eine Möglichkeit, die Lebensmittel, die Sie absolut lieben, einzubeziehen.

als Gewichtsverlust-Coach empfehle ich Ihnen, dass Sie ehrlich mit sich selbst über die Lebensmittel sind, die Sie nicht aufgeben werden. Ich entschied mich, Coca-Cola in meinem Lebensstil zu halten, aber es ist in Maßen und in meine Tage geplant. die zwei Liter am Tag sind schon lange weg, aber ich genieße es immer noch, wenn ich will. dadurch bin ich motivierter, mit einem gesunden Lebensstil zu bleiben, weil ich mich nicht beraubt fühle.

Denken Sie daran, dieses Buch ist nicht über ein Paläo-Fanatiker zu werden, sondern Sie in eine Lebensstiländerung einzuführen, die gesund ist und Ihnen helfen kann, Ihre Gewichtsverlust Ziele zu erreichen. jede gesunde Veränderung in Ihrem Lebensstil ist eine große Veränderung.

- Mandel- und Beerensalat

dient: 2

Zutaten:

und halbe Tasse frische oder gefrorene Heidelbeeren, geschält, gewaschen und gut entwässert

und halbe Tasse frische oder gefrorene Himbeeren, geschält, gewaschen und gut entwässert

und ein Viertel Zitronenkeil

und halbe Tasse Honig geröstete Mandeln, geteilt

Wegbeschreibungen:

1. in einer kleinen Schüssel die Heidelbeeren und Himbeeren kombinieren. Drücken Sie den Zitronenkeil auf die Oberseite, wobei Sie darauf achten, die Samen zu entfernen, falls vorhanden.

2. Teilen Sie die Portionen gleichmäßig und Löffel in 2 separate Behälter. Mit gleichen Portionen Honig gerösteten Mandeln. sofort servieren.

- Dekonstruiertes Pesto Mit Zucchini-Nudeln

serviert: 1

Zutaten:

1 Zucchini, Ende entfernt, geschält, julienned, 5 Minuten in leicht gesalzenem Wasser gekocht, gut abgelassen

für das dekonstruierte Pesto:

1 Handvoll frische Basilikumblätter, Wurzeln und holzige Stiele entfernt, gewaschen, pat-getrocknet, gehackt

1 EL knoblauchgeröstete Pinienkerne oder Cashewnüsse, grob zerkleinert

1 Knoblauchzehe, klein, geschält

 und halb TL Apfelessig

2 EL natives Olivenöl extra

Salz & Pfeffer, nach Geschmack

Wegbeschreibungen:

1. das dekonstruierte Pesto zu machen: Alle Zutaten in eine große Schüssel geben. gut kombinieren. Gut mit Salz und Pfeffer würzen.

2. zum Zusammenbauen: Die gekochten Zucchini-Nudeln auf einen Teller legen. in die Hälfte des Pesto gießen. zu kombinieren. Fügen Sie ggf. weitere Pesto hinzu. warm oder kalt servieren.

- Mango Pfirsich Shake

dient: 2

Zutaten:

1 reife Mango, groß, entsteint, Fleisch ausgehöhlt, gefroren

1 reifer Pfirsich, groß, geschält, entsteint, gefroren

2 über reife gefrorene Bananen, groß, geschält, grob gehackt

1 Dose, 14 Unzen Kokosmilch

1 Tasse zerkleinertes Eis

Wasser, wie nötig

Wegbeschreibungen:

1. mit Ausnahme des Wassers alle Zutaten in einen Mixer geben und bis glatt verarbeiten. Wasser nur dann hinzufügen, wenn der Shake zu dick ist.

2. Den Shake in 2 Gläser teilen und sofort servieren.

- Topf-Rindfleisch-Eintopf

dient: 2

Zutaten:

für den Eintopf:

2 Pfund Rinderschaft, Rindersuppeknochen oder kurze Rippen, gewaschen, pat-getrocknet

1 reifer Kochbananen, groß, Haut geschrubbt, oben getrimmt, ganz

1 Schalotte, mittel, geschält, ganz

1 Tomate, mittel, gewaschen, ganz

2 Tasse verdünnte Rinderbrühe, glutenfrei

1 TL schwarze Pfefferkörner

1 TL Fischsauce

das Gemüse:

1 Kopf Grünkohl, mittel, geviertelt, entkernt, gewaschen, entwässert

1 Bok Choy, mittel, Wurzeln getrimmt, größere Blätter in 2 gerissen, gewaschen, gut entwässert

2 Baby Karotten, groß, Ende getrimmt, gewaschen, gut entwässert

Wegbeschreibungen:

1. mit Ausnahme des Gemüses alle Zutaten des Eintopfs in einen Topf geben. den Herd auf mittlere Hitze einstellen. sanft umrühren, um sie zu kombinieren. Legen Sie den Deckel auf, und lassen Sie diese für die nächsten 5 Stunden ungestört kochen. Sie möchten, dass das Fleisch nach dem Kochen extrem zart ist.

2. Entfernen Sie nach 5 Stunden das Kochbananen. Das Gemüse erst mit den Kohlsorten und dann Babykarotten in den Topf stapeln. Top this all off mit dem bok choy.

3. Schälen Sie die Haut vorsichtig vom Kochbananen. das Fleisch wieder in den Topf geben, während die Haut entsorgt wird. Legen Sie den Deckel noch einmal auf, und lassen Sie diesen kochen für eine weitere Stunde. den Inhalt kurz vor dem Servieren vorsichtig umrühren.

4. Pfanne Nbissportionen in Suppenschüsseln. servieren, während warm.

Zitrusfrucht Romaine Smoothie

Zutaten

1 Banane

1 Orangen geschält

Saft von 1 Zitrone

½ Tasse gewürfelte Ananas

1 Kopfsalat grob gehackt

1 Tasse Kokosnusswasser

1 Tasse Eiswürfel

Anleitung

1.Setzen Sie alle Zutaten in einen Mixer und mixen Sie, bis die Konsistenz glatt und cremig ist. Sofort servieren.

Zubereitungszeit: 10 Minuten

Schokoladen-Chip-Mandel-Mehl-Muffins

Zutaten
2 Tassen Mandelmehl
1/2 TL Backpulver
1 Messerspitze Salz
3 Eier
2 EL Kokosöl (geschmolzen)
2 EL Honig
1 Messerspitze Vanilleextrakt
1/2 TL Apfelessig
¾ Tasse Schokoladenstückchen

Anleitung
1.Den Ofen auf 350 Grad vorheizen.
2.In ein Muffinblech die Papierförmchen geben.
3.In einer großen Schüssel das Mandelmehl, Backpulver und Salz verrühren.
4.In einer separaten Schüssel die Eier, Kokosöl, Honig, Vanille und Apfelessig zusammen vermischen.
5.Fügen Sie die Mandelmehlmischung zu den nassen Zutaten hinzu und rühren Sie sie um.
6.Schokoladenstückchen hinzugeben.
7.Gleichmäßig den Teig zwischen den Muffin-Förmchen verteilen.
8. Für 12-15 Minuten im Ofen goldbraun backen. Ggf. mit einem Zahnstocher die Konsistenz überprüfen. Zahnstocher sollte bei Herauskommen sauber sein.
9.5 Minuten vor dem Servieren abkühlen lassen. Im Kühlschrank aufbewahren.

Zubereitungszeit: 25 Minuten

Morgen Mocha

Zutaten
2 Tassen starker schwarzer Kaffee
1Tafel dunkle Schokolade 88%
1 Esslöffel Kokosöl
1/2 Esslöffel Butter
etwas Zimt
Anleitung
1.Mit hoher Geschwindigkeit für 30 - 45 Sekunden in einem Mixer mixen
Rezepthinweise
Das Kokosöl und die Butter sorgen für gesunde Fette und die dunkle Schokolade bietet einen kleinen Antioxidanskick und genug Süße, um das Zuckermonster in Schach zu halten.

Zubereitingszeit: 2 Minuten

Curry-Kokos-Hühnersuppe

Zutaten

2 EL Olivenöl

1 Zwiebel in Scheiben geschnitten

1 Möhre geschält und in Scheiben geschnitten

2 Gewürznelken Knoblauch fein gehackt

1 EL Currypulver

4 Tassen Hühnerbrühe

1 Dose gewürfelte Tomaten

250g Hähnchenbrust gehackt

1/2 Tasse Kokosmilch

Saft von 1 Limette

1 Bündel frischer Koriander gehackt

Kokosflocken zum Garnieren

Meersalz nach Geschmack

Frisch gemahlener schwarzer Pfeffer nach Geschmack

Anleitung

1.Öl in einem großen Topf bei mittlerer Stufe erhitzen. Zwiebeln, Karotten, Knoblauch hinzufügen und braten bis alles weich ist.

2.Fügen Sie das Currypulver hinzu. Fügen Sie die Brühe und die Tomaten hinzu. Jetzt Hühnerbrust, Kokosmilch, Limettensaft und Koriander dazugeben. Auf niedrige Stufe herunterfahren und 5 Minuten kochen lassen.

3.Suppe heiß servieren und mit Kokosraspeln bestreuen

Zubereitungszeit: 30 Minuten

Zitrone und Thymian gebratene Hähnchenbrust

Zutaten
500g Hähnchenbrust
1 Zitrone
6-7 Schösslinge vom Thymian
1 EL Olivenöl
Salz und Pfeffer (nach Geschmack)

Anleitung
1.Hähnchenbrust in Streifen schneiden und mit Zitrone beträufeln.
2.Fügen Sie den Thymian und Olivenöl hinzu. Mit Salz verfeinern würzen. Für mindestens 8 Minuten bis maximal 8 Stunden in den Kühlschrank stellen, damit die Marinade gut einzieht. .
3.Heizen Sie den Backofen auf 350 Grad vor
4.Die Hähnchenbruststreifen in eine Auflaufform geben und mit etwas Olivenöl beträufeln.
5.Im vorgeheizten Ofen für 30 Minuten backen, bis das Fleisch durch ist.
6.Mit Pfeffer abschmecken.

Zubereitungszeit: 35 Minuten

Paleo-Frühstücksbrot

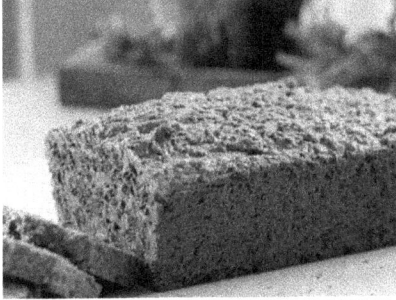

Zutaten für 1 ganzes Brot:

3	Ei(er)
150 g	Kokosmilch
1 TL	Natron
1 TL, gestr.	Salz
100 g	Kürbiskerne
200 g	Mandeln, gemahlen
150 g	Sonnenblumenkerne
100 g	Leinsamen

Zubereitung:

- Eier in eine Schüssel schlagen und mit der Kokosmilch vermengen
- Das Natron und Salz dazugeben. Jetzt die gemahlenen Mandeln, Sonnenblumenkerne, Leinsamen und Kürbiskerne untermischen

- Zuletzt das Brot in eine gefettete Kastenform geben und bei 175 Grad ca. 60 Minuten goldbraun backen

Tipp:

Es müssen nicht zwangsläufig Mandeln, Leinsamen und Sonnenblumenkerne verwendet werden. Wie wäre es mit Haselnüssen und Chiasamen oder Cashew-Walnusskernen?

Huevos Rancheros mit Paprika-Chili-Salsa

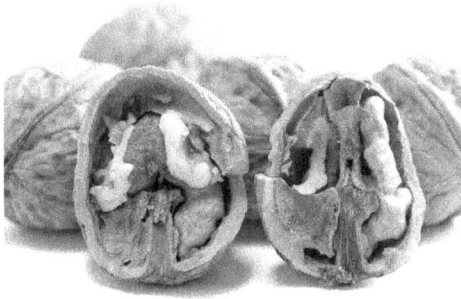

Zutaten für 2 Portionen
Für die Salsa
1 mittelgroße Zwiebel

2 Knoblauchzehen

1 mittelgroßer Paprika

2 mittelgroße Tomaten

1 Schote Chili

1 Esslöffel Kokosöl

1 Teelöffel Salz

1/4 Teelöffel Pfeffer

1/2 Teelöffel Cayennepfeffer

100 ml Gemüsebrühe

Und noch dazu:
4 mittelgroße Eier

1 mittelgroße Avocado

1 mittelgroße Limette

1 Handvoll Koriander

Zubereitung:

1.   Zuerst die Zwiebel von der Schale befreien und in feine Würfel   schneiden. Den Knoblauch ebenfalls schälen und pressen. Die Paprikaschote reinigen, entkernen und in Würfel teilen. Die Tomaten säubern, putzen und ebenfalls würfeln. Die Chilischote waschen, sämtliche Kerne entfernen und klein hacken.

2.   In einer Pfanne etwas Öl auf mittlerer Stufe erhitzen. Alle Zwiebelwürfel, den gepressten Knoblauch und die Paprikawürfel etwa vier Minuten unter ständigem Rühren anbraten. Danach die Tomatenwürfel und die Chilischote hinzufügen, das Salz, den Pfeffer und den Cayennepfeffer darüber verstreuen und alles für zwei Minuten weiterbraten.

3.   Die Brühe hinzufügen und alles für kurze Zeit aufkochen lassen. Dann die Temperatur verringern und ungefähr zehn Minuten lang dickflüssig einkochen lassen.

4.Währenddessen die Spiegeleier in einer anderen Pfanne braten. Die Avocado entkernen, abschälen und in Scheiben teilen. Die Scheiben mit dem Saft der Limette beträufeln, um zu vermeiden, dass sie eine braune Farbe annehmen.

5.Zum Anrichten die Salsa mit den Spiegeleiern und den Scheiben der Avocado mit Salz und Pfeffer gut würzen. Den Koriander säubern, trocken schütteln, hacken und über die Huevos Rancheros streuen.

Tomaten-Rührei

Zutaten für 1 Portion

2 mittelgroße Tomaten

1 Stange Frühlingszwiebeln

1/2 Kugel Mozzarella

2 mittelgroße Eier

2 Esslöffel Milch

1/2 Teelöffel Kräutersalz

1 Messerspitze. Schwarzer Pfeffer

1 Esslöffel Rapsöl

Zubereitung

1. Die Eier, die Milch, das Salz und den Pfeffer ordentlich miteinander mischen. Die geschnittenen Tomaten und den in Würfelform geschnittenen Mozzarella sowie einige Blätter vom Basilikum unterrühren.

2. Die Masse im heißen Rapsöl unter Umrühren stocken lassen.

3. Mit den Frühlingszwiebeln garnieren.

Spiegeleier in mediterranem Gemüse

Zutaten für 2 Portionen

2 Zwiebeln

1 rote Paprikaschote

1 Zucchini

2 EL Olivenöl

1 kleine Knoblauchzehe

1 kleine Dose gehackte Tomaten (400 g)

Salz und Pfeffer, aus der Mühle

1 TL Majoran

4 Eier

Zubereitung

1. Die zwiebeln von der schale befreien und in ringe schneiden. Die paprika der länge nach halbieren, die kerne entfernen, säubern und in streifen schneiden. Den zucchini putzen, waschen und in scheiben schneiden.
2. Die zwiebeln in einer ausreichend großen pfanne im öl goldgelb braten. Die paprika und die zucchini hinzufügen und etwas anbraten. Den knoblauch von der schale befreien und dazu pressen. Die tomaten dazu geben, alles mit salz, pfeffer und dem majoran

nach geschmack würzen und offen bei mittlerer hitze etwa zehn minuten köcheln lassen.

3. Mit einem löffel in das gemüse vier vertiefungen drücken. Die eier aufschlagen und nacheinander in eine mulde gleiten lassen. Das eiweiß mit einer gabel unter das gemüse mischen, das eigelb sollte ganz bleiben. Alles nicht zugedeckt noch sechs bis acht minuten garen, bis das eiweiß gestockt ist.

Tunesische gebackene Eier in Tomatensauce

Zutaten für 4 Portionen

450 g reife Tomaten

1 EL Olivenöl

1 Zwiebel, geschält und gehackt

1 rote Paprika, in Streifen geschnitten

1 Knoblauchzehe, geschält und gehackt

1 TL gemahlener Kreuzkümmel

0,5 TL Harissa

1 TL brauner Zucker

4 Eier

Salz und schwarzer Pfeffer

gehackter frischer Koriander, zum Garnieren

30 ml Wasser

Zubereitung

1. Die Tomaten in klein Stücke hacken, den Saft sammeln.
2. Das Olivenöl in einer Pfanne auf mittlerer Temperatur erhitzen. Die Zwiebel, die Paprika und den Knoblauch dazugeben und unter Rühren etwa fünf Minuten lang braten, bis sie gedünstet sind.
3. Den Kreuzkümmel in einer Schüssel mit Wasser zu einer Paste vermischen.

4. Die Harissa und die Paste aus Kreuzkümmel in die Pfanne geben und unter Rühren eine Minute lang mit braten. Die Stücke der Tomaten und den braunen Zucker dazugeben, mit Salz und Pfeffer nach Geschmack würzen und alles gut vermischen. Zum Kochen bringen, dann die Hitze herunter drehen und alles zugedeckt etwa fünf Minuten lang köcheln lassen.

5. Den Deckel entfernen und die Tomatenmischung unter Rühren weitere zehn Minuten lang reduzieren.

6. Die Eier öffnen und in die Tomatenmischung gleiten lassen. Den Deckel wieder darauf geben und alles bei milder Hitze etwa zehn Minuten lang garen lassen, bis die Eier vollständig gestockt sind.

7. Mit gehacktem Koriander dekorieren und sofort servieren.

Ofenhähnchen mit Süßkartoffel

Zutaten für 1 Portion

1 mittelgroße Süßkartoffel

150 g Hähnchenbrust

2 Zweige Rosmarin

1 Esslöffel Olivenöl

200 g Champignons

Salz und Pfeffer

Zubereitung

1. Den Ofen auf eine Temperatur von etwa 175 Grad vorheizen.

2. Die Süßkartoffel abschälen, in fingerdicke Scheiben aufteilen, ein mit Backpapier versehenes Backblech nehmen und die Scheiben auflegen. Die Hähnchenbrust dazulegen, mit Salz und Pfeffer nach Geschmack würzen. Das Gericht mit Olivenöl beträufeln, den Rosmarin hinzufügen und 20 Minuten im Ofen garen.

3. Die Champignons in Scheiben schneiden und fünf Minuten vor Ende der Garzeit hinzufügen.

Gemüse-Chop-Suey

Zutaten für 2 Portionen

100 g Mungobohnensprossen

100 g Bambussprossen, Glas

1 rote Paprikaschote

2 Stangen Staudensellerie

1 Zwiebel

2 Frühlingszwiebeln

100 ml Gemüsebrühe, Instant

2 EL Sojasauce

2 EL Reiswein, nach Belieben

1 EL Sesamöl

0,5 TL brauner Zucker

1 TL Speisestärke

30 g ungesalzene Erdnusskerne

1 EL neutrales Öl

2 EL süß-scharfe Chilisauce

Salz und Pfeffer

Zubereitung

1. Die sprossen in ein sieb füllen, waschen und abtropfen lassen. Die bambussprossen auch im sieb abtropfen lassen. Die der länge nach in zwei teile schneiden und den stiel, die trennwände und die samen entfernen. Die hälften säubern und in streifen teilen.

2. Den sellerie säubern, waschen und in dünne scheiben teilen. Die zwiebel von der schale befreien, halbieren und in streifen schneiden. Die frühlingszwiebeln säubern, waschen und schräg in etwa drei zentimeter lange stücke teilen.

3. Die brühe mit der sojasauce, dem reiswein, dem sesamöl und dem zucker verrühren. Die speisestärke mit drei esslöffel wasser verrühren. Die erdnüsse zerhacken.

4. Zuerst den wok, dann das öl auf temperatur bringen. Die streifen der paprika zwiebel, die scheiben der sellerie und die frühlingszwiebeln bei hoher hitze unter rühren etwa drei minuten lang braten.

5. Die sprossen der mungobohnen und vom bambus hinzufügen und alles etwa eine minute unter rühren und wenden weiterbraten. Dann die mischung aus der brühe und dem reiswein dazu gießen. Die chilisauce sowie die speisestärke hinzufügen und alles ein weiteres mal aufkochen.

6. Die hitze herunter drehen. Das gemüse-chop-suey mit salz und pfeffer nach geschmack abschmecken. Die erdnüsse darüber streuen.

Frittata-Guss mit Gemüse

Zutaten für 4 Portionen

Für die Frittata

100 g Seidentofu

1 EL Speisestärke

1 EL Sojamehl

1 EL Hefeflocken

0,5 TL Kala Namak

0,5 TL Kurkumapulver

0,5 TL Currypulver

0,5 TL frisch geriebene Muskatnuss

Salz und Pfeffer

60 g Sojajoghurt, natur

Für das Gemüse

200 g Zucchini

100 g Champignons

1 kleine, rote Paprikaschote

1 Zwiebel

1 Knoblauchzehe

1 EL neutrales Öl

Salz und Pfeffer
Zubereitung

Für den Guss den Seidentofu abtropfen lassen. Mit Sojajoghurt, der Speisestärke, dem Sojamehl und den Hefeflocken in eine Rührschüssel füllen und alles mit dem Stabmixer cremig pürieren. Die Masse mit der Kurkuma, dem Currypulver, der Muskatnuss sowie Kala Namak, Salz und Pfeffer würzen.

1. Für das Gemüse die Zucchini säubern, waschen und klein würfeln. Die Champignons säubern, mit Küchenpapier abreiben und in Scheiben teilen. Die Paprikaschote in Hälften teilen, von den Kernen befreien, waschen und klein würfeln. Die Zwiebel sowie den Knoblauch von der Schale befreien und zerhacken.

2. Den Backofen auf eine Temperatur von 175° C vorheizen. Das Öl in einer großen Pfanne erhitzen und die Zwiebeln mit Knoblauch glasig dünsten. Die Champignons, die Zucchini- und die Paprikawürfel bei mittlerer Hitze etwa fünf Minuten unter Rühren anbraten. Mit Salz und Pfeffer würzen. Dann vom Herd nehmen.

3. Den Guss auf dem Gemüse verteilen. Die Frittata im Herd (auf mittlerer Schiene, Umluft mit einer Temperatur von 160°) eine halbe Stunde goldgelb backen. Vor dem Anschneiden 10 Minuten ruhen lassen.

Gemüse-Kokos-Curry

Zutaten für 4 Portionen

300 g Spitzkohl

300 g Mangold

300 g Brokkoli

2 Frühlingszwiebeln

4 Zentimeter frischer Ingwer

4 Stängel Basilikum

1 Bio-Limette

2 EL neutrales Öl

Salz

1 TL rote oder grüne Currypaste

400 g Kokosmilch, Packung oder Dose

Zubereitung

1. Die Gemüseteile säubern. Beim Spitzkohl die starken Rippen in der Mitte flacher schneiden. Den Kohl sowie den Mangold in ein Zentimeter breite Streifen zerschneiden. Den Brokkoli zerteilen, den Stiel abschälen und in etwa fünf Millimeter dicke Scheiben zerschneiden.

2. Die Frühlingszwiebeln säubern, waschen und in Ringe zerschneiden. Den Ingwer von der Schale befreien und zuerst in Scheiben, danach in feine

Streifen zerschneiden. Basilikum säubern und trocknen, die Blättchen ablösen und zerhacken. Die Limette mit heißem Wasser abwaschen und trocknen, die Schale abreiben sowie den Saft auspressen.

3. Das Öl in einer großen Pfanne auf Temperatur bringen. Das Gemüse einfüllen, etwas salzen und bei starker bis mittlerer Hitze für drei bis vier Minuten bissfest braten. Die Frühlingszwiebeln und den Ingwer hinzufügen und mit braten. Die Currypaste unterrühren. Die Kokosmilch dazu gießen und alles einmal aufkochen.

4. Das Curry mit der Schale der Limette, zwei bis drei Esslöffel Limettensaft und etwas Salz würzen. Mit dem Basilikum bestreuen und servieren. Dazu reicht man am besten Duftreis und ein Gurkensalat.

Hähnchen auf Feta

Zutaten für 1 Portion

1 Zehe Knoblauch

1/2 mittelgroße Zwiebel

2 Esslöffel Rapsöl

250 g Blattspinat

120 g Hähnchenbrust

50 g Feta

1 Prise Salz und 1 Prise Pfeffer

Zubereitung

1. Den knoblauch pressen, die zwiebel würfelig schneiden und in einen esslöffel rapsöl anbraten. Den spinat dazugeben.
2. Das hähnchen nach individuellem geschmack würzen und möglichst knusprig braten.

3. Den spinat mit pfeffer und salz würzen, den feta zerbröseln und darüber streuen und vor dem anrichten das hähnchen dekorativ auf das feta-spinat-bett legen.

Erbsen-Carbonara mit Olivenöl

Zutaten für 2 Portionen

3 EL Olivenöl

1 Schalotte, gewürfelt

2 kleine Knoblauchzehen, fein geschnitten

225 g tiefgefrorene Erbsen, aufgetaut und abgetropft

100 g Favabohnen, frisch, ausgelöst

Salz und schwarzer Pfeffer, aus der Mühle

180 g glutenfreie Spaghetti *

2 Eigelb

80 g Ziegenhartkäse, gerieben

2 Handvoll Minzblätter, die Hälfte gehackt, die andere Hälfte ganz

Zubereitung

1. Olivenöl auf Temperatur bringen und bei nicht zu großer Hitze die Schalotte, den Knoblauch, die Erbsen und die Bohnen dünsten, bis die Schalotten gar sind; den Topf halb bedecken. Nach Geschmack salzen und pfeffern.
2. Währenddessen in einem Topf Salzwasser kochen und die Spaghetti kochen; das Wasser weggießen und abtropfen.

3. Das Gelbe der Eier mit der Hälfte des geriebenen Ziegenkäses und der zerhackten Minze vermischen; mit schwarzem Pfeffer würzen.

4. Die Spaghetti zu der Mischung aus Schalotten und Erbsen hinzufügen, die Eimischung dazugeben und bei geringer Hitze mischen.

5. Vor dem Anrichten mit dem geriebenen Käse garnieren und mit den Minzblättern sowie etwas fein geschnittener roter Chili dekorieren.

Zucchini-Frittata mit Champignons

Zutaten für 4 Portionen

2 Zucchini

250 g Champignons

3 Schalotten

6 Eier

50 ml Sahne

2 EL Olivenöl

Salz und Pfeffer, aus der Mühle

1 Bund Schnittlauch

Basilikum

Zubereitung

1. Die zucchini säubern, der länge nach halbieren und in scheiben zerschneiden. Die champignons säubern, die stiele entfernen und in scheiben zerschneiden. Die schalotten von der schale befreien und fein würfeln.

2. Einen esslöffel olivenöl in einer pfanne auf temperatur bringen, die pilze hinzufügen und scharf anbraten, unter rühren weiter dünsten, bis die flüssigkeit verdampft ist, danach herausnehmen.

3. Das übrige öl in der pfanne auf temperatur bringen, die schalotten glasig andünsten, die zucchini hinzufügen und auch scharf anbraten. Nach etwa fünf minuten die champignons hinzufügen und alles mit salz und pfeffer nach individuellem geschmack würzen.

4. Die eier mit der sahne, dem salz und dem pfeffer vermischen, die kräuter waschen und klein schneiden. Die kräuter unter die eiermasse mischen und alles gleichmäßig über das gemüse ausgießen. Bei geringer hitze etwa eine viertelstunde mit geschlossenem deckel stocken lassen.

Überbackene Zucchini

Zutaten für 4 Portionen

2 Zucchini

1 Karotte

1 Stange Staudensellerie

2 Champignons

2 Frühlingszwiebeln

1 Knoblauchzehen

2 Zweige Thymian

1 Zweig Rosmarin

125 g Zottarella Kugel Classic

2 EL Olivenöl

150 ml Gemüsebrühe

50 g Polenta

Salz und Pfeffer

Zubereitung

1. Den ofen auf eine temperatur von 190 °c mit der einstellung ober- und unterhitze vorheizen.

2. Die zucchini säubern, in hälften zerteilen, das fruchtfleisch entnehmen, einen rand stehen lassen. Das innere in würfel schneiden. Die karotte säubern, von der schale befreien und ebenfalls in würfel schneiden. Den sellerie putzen, waschen und ebenfalls in würfel

schneiden. Die champignons putzen und klein zerschneiden. Die frühlingszwiebeln putzen, waschen und in ringe zerschneiden. Den knoblauch von der schale befreien und in würfel schneiden. Den thymian und den rosmarin säubern, trocknen und die blättchen bzw. Die nadeln hacken. Die zottarellakugel abtropfen lassen und in kleine würfel zerschneiden.

3. In einem topf öl auf temperatur bringen. Die zwiebel-, die knoblauch-, die karotten- und den staudenselleriewürfel darin braten. Die champignons und die zucchiniwürfel hinzufügen und mit braten. Die gemüsebrühe hinzufügen und zum kochen bringen. Die polenta einrühren, aufkochen und etwa fünf minuten lang quellen lassen. Die kräuter zufügen und mit salz und pfeffer abschmecken. Die masse abkühlen lassen.

4. Die zucchinihälften auf ein mit backpapier belegtes backblech legen. Die zottarellawürfel unter die füllung mischen und auf die hälften verteilen. Im backofen etwa eine halbe stunde lang backen.

Grüne Apfelringe Pfannkuchen

Zutaten:
2 grüne Äpfel, in dünne Scheiben geschnitten, die als Ring geformt sind
2 Eier
½ Tasse Kokosnussöl
2 Esslöffel Kokosnussmilch
¼ Esslöffel Honig
Eine Prise Salz
¼ Esslöffel Zimtpulver
2 Esslöffel Kokosnussmehl

Anleitung:
Vermischen Sie Eier, Kokosnussmilch, Honig, Zimt und Salz mit einem Schneebesen.
Wenn alles ebenmäßig vermischt ist, schlagen Sie das Kokosnussmehl ein.
Rühren Sie bis alles gut vermischt ist.
Heizen Sie die Bratpfanne bei mittlerer Hitze vor.
Schmelzen Sie das Kokosöl auf der Pfanne.
Nehmen Sie einen Apfelring und tunken ihn in den Kokosnussmehl Teig und legen Sie ihn in die Bratpfanne.
Wiederholen Sie das mit so vielen Apfelringen, wie Sie Platz haben.
Wenn der Teig an den Rändern hartgekocht ist und goldbraun wird, drehen Sie ihn.
Nachdem Sie alle Apfelringe fertig haben, arrangieren Sie sie auf einem Teller und servieren Sie gleich.

Spinat Pfannkuchen

Zutaten:
½ Tasse pürierter Spinat
1 Esslöffel klobige Mandelbutter
2 Eier
2 Esslöffel Tomatensoße
Anleitung:
Vermischen Sie alle Zutaten in einer Schüssel.
Schöpfen Sie etwa ein Viertel einer Tasse der Mischung
auf eine heiße flache Pfanne bei mittlerer Hitze.
Warten Sie bis Blasen auftauchen, dann wenden Sie
und kochen für weitere 1-2 Minuten.
Toppen Sie jeden Pfannkuchen mit Tomatensoße.

Paleo Frühstück Maniok Kekse

Zutaten:

1 Tasse Mandelbutter

1 Tasse Maniok Püree

½ Tasse Honig

4 Eier

1 Teelöffel Vanille

1 Teelöffel Backpulver

2 Teelöffel Zimtpulver

Anleitung:

Heizen Sie den Ofen auf 200 C vor.

Platzieren Sie die Zutaten in eine große Schüssel, dann rühren Sie, bis alles gut vermengt ist.

Löffeln Sie den Teig auf ein ausgelegtes Backblech.

Backen Sie für 15 Minuten bis es goldbraun ist.

Bananen Karamell Muffins

Zutaten:
1 große Banane
7 Eier
½ Kokosnussöl
½ Tasse Honig
1 Esslöffel Vanilleextrakt
2/3 Tasse Kokosmehl
¼ Teelöffel Salz

Topping:
1 Tasse Walnüsse
¼ Tasse Honig
¼ Tassen Butter
2 Teelöffel gemahlener Zimt

Anleitung:
Ofen auf 200 Grad C vorheizen.
Banane zermatschen, mit den restlichen Zutaten kräftig vermischen.
Mischung in gefettete Muffinform gießen (keine Papierform).
Walnüsse fein zermahlen.
Honig, Butter und Zimt hinzufügen und vermischen.
Topping oben draufgießen.
20-25 Minuten backen.

Lachs Nach Asiatischer Art

Vorbereitungszeit: 10 Minuten
Garzeit: 4 Minuten
Portionen: 2
Zutaten:

• 2 Lachsfilets ohne Knochen

• 1 Tasse Wasser

• eine Prise Meersalz und schwarzer Pfeffer

• 2 Esslöffel Kokosaminos

• 2 Esslöffel Ahornsirup

• 16 Unzen Brokkoli und Blumenkohlblüten

• 2 Esslöffel Zitronensaft

• 1 Teelöffel Sesam

Richtungen:
1. Den Blumenkohl, die Brokkoliröschen und den Lachs in eine hitzebeständige Schüssel geben.
2. In einer Schüssel Ahornsirup mit Aminosäuren und Zitronensaft mischen und gut verquirlen .
3. Über Lachs und Gemüse gießen, mit schwarzem Pfeffer abschmecken und mit Sesam bestreuen.
4. Geben Sie das Wasser in Ihren Instant-Topf, fügen Sie den Dampfkorb hinzu, fügen Sie das Gericht mit Lachs und Gemüse hinzu, decken Sie es ab und kochen Sie es 4 Minuten lang auf hoher Stufe.
5. Alles auf Teller verteilen und servieren.

genießen!

Ernährung: Kalorien 180, Fett 4, Ballaststoffe 2, Kohlenhydrate 6, Protein 5

Lauch-Grünkohl-Frühstück

Vorbereitungszeit: 10 Minuten
Garzeit: 10 Minuten
Portionen: 4
Zutaten:

- 1 und ⅓ Tassen Lauch, gehackt

- ½ Tasse Wasser

- 2 Esslöffel Kokosöl

- 1 Tasse Grünkohl, gehackt

- 2 Teelöffel Knoblauch, gehackt

- 8 Eier

- ⅔ Tasse Süßkartoffel, gerieben

- 1 ½ Tassen Rindfleischwurst, Hüllen entfernt und gehackt

Richtungen:

1. Geben Sie das Öl in Ihren Instant-Topf, stellen Sie es in den Bratmodus und erhitzen Sie es.
2. Lauch hinzufügen, umrühren und 1 Minute kochen lassen.
3. Knoblauch, Süßkartoffeln und Grünkohl hinzufügen, umrühren und weitere 2 Minuten anbraten.
4. Eier und Wurst hinzufügen, alles umrühren, abdecken und 6 Minuten auf hoher Stufe kochen lassen.
5. auf Teller verteilen und zum Frühstück servieren.

genießen!

Ernährung: Kalorien 170, Fett 2, Ballaststoffe 2, Kohlenhydrate 6, Protein 6

Eichelkürbis Frühstück Überraschung

Vorbereitungszeit: 10 Minuten
Garzeit: 7 Minuten
Portionen: 4

Zutaten:

• ¼ Tasse Rosinen

• ¼ Teelöffel Zimtpulver

• 14 Unzen Cranberry-Sauce, ungesüßt

• 2 Eichelkürbis, geschält und in mittlere Stücke geschnitten

• eine Prise Meersalz

• schwarzer Pfeffer nach Geschmack

Richtungen:

1. Mischen Sie in Ihrem Instant-Topf die Kürbisstücke mit Sauce, Rosinen, Zimt, Salz und Pfeffer, rühren Sie sie um, decken Sie sie ab und kochen Sie sie 7 Minuten lang auf hoher Stufe

2. In mittelgroße Schalen teilen und zum Frühstück servieren.

genießen!

Ernährung: Kalorien 160, Fett 3, Ballaststoffe 2, Kohlenhydrate 7, Protein 5

Tolles Butternusskürbis Frühstück

Vorbereitungszeit: 10 Minuten
Garzeit: 8 Minuten
Portionen: 7
Zutaten:

- 6 Pfund Butternusskürbis, geschält und in Stücke geschnitten

- 1 Tasse Wasser

- 1 Tasse Apfelwein

- 2 Zimtstangen

- 1 Teelöffel Ingwer, gerieben

- ½ Tasse Honig

- eine Prise Muskatnuss, gemahlen

- 1 Esslöffel Apfelessig

- eine Prise Nelken, gemahlen

Richtungen:

1. Geben Sie das Wasser in Ihren Instant-Topf, fügen Sie den Dampfkorb hinzu und geben Sie Butternusskürbis hinein.
2. abdecken, 5 Minuten auf hoher Stufe kochen, Kürbis in eine Schüssel geben und abkühlen lassen.
3. Instant-Topf reinigen, Kürbis, Apfelwein, Zimtstangen, Ingwer, Nelken, Essig, Muskatnuss und Honig hinzufügen, umrühren, abdecken und weitere 3 Minuten auf hoher Stufe kochen.

4. Zimtstangen wegwerfen, mit einem Stabmixer mischen, in Gläser füllen und kalt zum Frühstück servieren.

genießen!

Ernährung: Kalorien 153, Fett 3, Ballaststoffe 1, Kohlenhydrate 5, Protein 7

Spezielle Frühstücksei-Muffins

Vorbereitungszeit: 10 Minuten
Garzeit: 10 Minuten
Portionen: 4
Zutaten:
• 1 grüne Zwiebel, gehackt

• 4 Eier
• ¼ Teelöffel Zitronenpfeffer

• 4 Speckscheiben, gekocht und zerbröckelt

• 1 und ½ Tassen Wasser

Richtungen:
1. In einer Schüssel Eier mit Frühlingszwiebeln, Speck und Zitronenpfeffer mischen, gut verquirlen und in 4 Muffinschalen teilen.
2. Geben Sie das Wasser in Ihren Instant-Topf, fügen Sie den Dampfkorb hinzu, stellen Sie die Muffinschalen hinein, decken Sie sie ab und kochen Sie sie 8 Minuten lang auf hoher Stufe.
3. Eimuffins auf Teller verteilen und servieren.

genießen!

Ernährung: Kalorien 172, Fett 4, Ballaststoffe 2, Kohlenhydrate 6, Protein 7

Wunderbare Frittata

Vorbereitungszeit: 10 Minuten
Garzeit: 18 Minuten
Portionen: 4

Zutaten:

- 4 Unzen Süßkartoffeln, in mittlere Pommes geschnitten

- 6 Eier
- eine Prise Meersalz und schwarzer Pfeffer

- 1 Esslöffel Olivenöl

- ¼ Tasse Frühlingszwiebeln, gehackt

- 1 gehackte Knoblauchzehe

- ¼ Tasse Kokosmilch

- 1 Teelöffel Paläo- Tomatenmark

- 1 und ½ Tassen Wasser

- 1 grüne Paprika, gehackt

Richtungen:

1. Eine hitzebeständige Schüssel mit dem Öl einfetten und die Süßkartoffel-Pommes auf dem Boden verteilen.
2. Eier in einer Schüssel mit Salz, Pfeffer, Frühlingszwiebeln, Knoblauch und Paprika mischen und gut verquirlen.

3. In einer anderen Schüssel Kokosmilch mit Tomatenmark mischen und umrühren.

4. Über die Eiermischung gießen, gut umrühren und alles auf die Süßkartoffel-Pommes verteilen.

5. Geben Sie das Wasser in Ihren Instant-Topf, geben Sie den Dampfkorb hinein und legen Sie die Eiermischung in den Korb.

6. abdecken, 18 Minuten auf hoher Stufe kochen, in Scheiben schneiden, auf Teller verteilen und heiß servieren.

genießen!

Ernährung: Kalorien 153, Fett 7, Ballaststoffe 2, Kohlenhydrate 5, Protein 15

Frühstück Chia Pudding

Vorbereitungszeit: 2 Stunden
Garzeit: 3 Minuten
Portionen: 4

Zutaten:
- ½ Tasse Chiasamen

- 2 Tassen Mandelmilch

- ¼ Tasse Mandeln

- ¼ Tasse Kokosnuss, zerkleinert

- 4 Teelöffel Zucker

Richtungen:
3. Geben Sie Chiasamen in Ihren Instant-Topf.
4. Milch, Mandeln und Kokosflocken hinzufügen, umrühren, abdecken und 3 Minuten bei hoher Temperatur kochen lassen.
5. Lassen Sie den Druck schnell ab, teilen Sie den Pudding auf die Schalen, geben Sie jeweils einen Teelöffel Zucker darauf und servieren Sie ihn.

genießen!

Ernährung: Kalorien 130, Fett 1, Ballaststoffe 4, Kohlenhydrate 2, Protein 14

Wundervoller Beerenpudding

Vorbereitungszeit: 10 Minuten
Garzeit: 35 Minuten
Portionen: 6

Zutaten:
- 1 Tasse Mandelmehl

- 2 Esslöffel Zitronensaft

- 2 Tassen Blaubeeren

- 2 Teelöffel Backpulver

- ½ Teelöffel Muskatnuss, gemahlen

- ½ Tasse Kokosmilch

- 3 Esslöffel Stevia

- 1 Esslöffel Flachsmehl gemischt mit 1 Esslöffel Wasser

- 3 Esslöffel Ghee, geschmolzen

- 1 Teelöffel Vanilleextrakt

- 1 Esslöffel Pfeilwurzpulver

- 1 Tasse kaltes Wasser

Richtungen:
1. In einer gefetteten, hitzebeständigen Schüssel Blaubeeren und Zitronensaft mischen, etwas umrühren und auf dem Boden verteilen.

2. Mehl in einer Schüssel mit Muskatnuss, Stevia, Backpulver, Vanille, Ghee, Leinsamenmehl, Pfeilwurzel und Milch mischen, nochmals gut umrühren und über Blaubeeren verteilen.
3. Geben Sie das Wasser in Ihren Instant-Topf, fügen Sie den Untersetzer und die hitzebeständige Schale hinzu, decken Sie sie ab und kochen Sie sie 35 Minuten lang auf hoher Stufe.
4. Pudding abkühlen lassen, in Dessertschalen geben und servieren.

genießen!

Ernährung: Kalorien 220, Fett 4, Ballaststoffe 4, Kohlenhydrate 9, Protein 6

Hervorragendes Bananendessert

Vorbereitungszeit: 10 Minuten
Garzeit: 30 Minuten
Portionen: 4
Zutaten:

- Saft aus ½ Zitrone

- 2 Esslöffel Stevia

- 3 Unzen Wasser

- 1 Esslöffel Kokosöl

- 4 Bananen, geschält und in Scheiben geschnitten

- ½ Teelöffel Kardamomsamen

Richtungen:

1. Geben Sie Bananen, Stevia, Wasser, Öl, Zitronensaft und Kardamom in Ihren Instant-Topf, rühren Sie ein wenig um, decken Sie ihn ab und kochen Sie ihn 30 Minuten lang auf hoher Stufe. Schütteln Sie den Topf von Zeit zu Zeit.

2. in Schalen teilen und servieren.

genießen!

Ernährung: Kalorien 87, Fett 1, Ballaststoffe 2, Kohlenhydrate 3, Protein 3

Winterpudding

Vorbereitungszeit: 10 Minuten
Garzeit: 40 Minuten
Portionen: 4

Zutaten:

- 4 Unzen getrocknete Preiselbeeren, einige Stunden eingeweicht und abgetropft

- 2 Tassen Wasser

- 4 Unzen Aprikosen, gehackt

- 1 Tasse Kokosmehl

- 3 Teelöffel Backpulver

- 3 Esslöffel Stevia

- 1 Teelöffel Ingwerpulver

- eine Prise Zimtpulver

- 15 Esslöffel Ghee

- 3 Esslöffel Ahornsirup

- 4 Eier
- 1 Karotte, gerieben

Richtungen:
1. Mehl in einem Mixer mit Backpulver, Stevia, Zimt und Ingwer mischen und einige Male pulsieren lassen.

2. Ghee, Ahornsirup, Eier, Karotten, Preiselbeeren und Aprikosen hinzufügen, umrühren und in eine gefettete Puddingpfanne geben.

3. Geben Sie das Wasser in Ihren Instant-Topf, fügen Sie den Dampfkorb hinzu, fügen Sie den Pudding hinzu, decken Sie ihn ab und kochen Sie ihn 30 Minuten lang auf hoher Stufe.

4. Lassen Sie den Pudding vor dem Servieren abkühlen.

genießen!

Ernährung: Kalorien 213, Fett 2, Ballaststoffe 1, Kohlenhydrate 3, Protein 3

Zucchini-Dessert

Vorbereitungszeit: 10 Minuten
Garzeit: 25 Minuten
Portionen: 6
Zutaten:

- 1 Tasse natürliches Apfelmus

- 3 Eier, geschlagen

- 1 Esslöffel Vanilleextrakt

- 3 Esslöffel Stevia

- 2 Tassen Zucchini, gerieben

- 2 ½ Tassen Kokosmehl

- ½ Tasse Kakaopulver

- 1 Teelöffel Backpulver

- ¼ Teelöffel Backpulver

- 1 Teelöffel Zimtpulver

- ½ Tasse Walnüsse, gehackt

- ½ Tasse dunkle Schokoladenstückchen

- 1 und ½ Tassen Wasser

Richtungen:

1. In einer Schüssel Zucchini mit Stevia, Vanille, Eiern und Apfelmus mischen und gut umrühren.
2. Mehl, Kakao, Backpulver, Zimt, Schokoladenstückchen und Walnüsse hinzufügen, umrühren und in eine gefettete Kuchenform geben.

3. Geben Sie das Wasser in Ihren Instant-Topf, fügen Sie den Dampfkorb hinzu, fügen Sie die Pfanne hinzu, decken Sie sie ab und kochen Sie sie 25 Minuten lang auf hoher Stufe.

4. Kuchen abkühlen lassen, in Scheiben schneiden und servieren.

genießen!

Ernährung: Kalorien 200, Fett 1, Ballaststoffe 3, Kohlenhydrate 2, Protein 6

Elegantes Dessert

Vorbereitungszeit: 10 Minuten
Garzeit: 7 Minuten
Portionen: 4
Zutaten:

• 1 Tasse roter Traubensaft

• 1 Pfund Feigen

• ½ Tasse Pinienkerne, geröstet

• 2 Esslöffel Stevia

Richtungen:

3. Geben Sie Traubensaft in Ihren Instant-Topf, fügen Sie den Dampfkorb hinzu und fügen Sie Feigen hinzu, decken Sie ihn ab, kochen Sie ihn 4 Minuten lang auf hoher Stufe, verteilen Sie ihn auf Teller und lassen Sie ihn vorerst beiseite.

4. Stellen Sie den Topf auf den Kochmodus, fügen Sie Stevia hinzu, rühren Sie gut um, kochen Sie 1 Minute lang und beträufeln Sie diese über Feigen.

genießen!

Ernährung: Kalorien 73, Fett 0, Ballaststoffe 1, Kohlenhydrate 2, Protein 2

Süße Äpfel

Vorbereitungszeit: 10 Minuten

Garzeit: 10 Minuten

Portionen: 6

Zutaten:
- 6 Äpfel
- 1 Tasse natürlicher roter Traubensaft
- ¼ Tasse Rosinen
- 1 Teelöffel Zimtpulver
- 2 Esslöffel Stevia

Richtungen:
1. Legen Sie die Äpfel in Ihren Instant-Topf, fügen Sie Traubensaft, Rosinen, Zimt und Stevia hinzu, werfen Sie ein wenig, decken Sie sie ab und kochen Sie sie 10 Minuten lang auf hoher Stufe.
2. Auf kleine Dessertteller verteilen und servieren.

genießen!

Ernährung: Kalorien 130, Fett 1, Ballaststoffe 2, Kohlenhydrate 6, Protein 1

Nahrhafte Beilage

Vorbereitungszeit: 10 Minuten
Garzeit: 7 Minuten
Portionen: 4

Zutaten:

• 3 Unzen Speck, gehackt

• 1 gehackte Knoblauchzehe

• ½ Tasse Gemüsebrühe

• 1 Bund Grünkohl, grob gehackt

• 1 Esslöffel Zitronensaft

• schwarzer Pfeffer nach Geschmack

Richtungen:

1. Stellen Sie Ihren Instant-Topf auf den Bratmodus, fügen Sie Speck hinzu und bräunen Sie ihn auf jeder Seite 3 Minuten lang.
2. Grünkohl, Brühe, Knoblauch, Zitronensaft und schwarzen Pfeffer hinzufügen, umrühren, abdecken und 4 Minuten auf hoher Stufe kochen.
3. Die ganze Mischung vorsichtig umrühren, auf Teller verteilen und als Beilage servieren.

genießen!

Ernährung: Kalorien 100, Fett 2, Ballaststoffe 1, Kohlenhydrate 4, Protein 5

Grünkohl Und Karotten Beilage

Vorbereitungszeit: 10 Minuten
Garzeit: 10 Minuten
Portionen: 2

Zutaten:

- 10 Unzen Grünkohl, gehackt

- 1 gelbe Zwiebel, gehackt

- 3 Karotten, in Scheiben geschnitten

- 1 Esslöffel Olivenöl

- ½ Tasse Hühnerbrühe

- eine Prise schwarzer Pfeffer

- 5 gehackte Knoblauchzehen

- ein Spritzer Balsamico-Essig

- ¼ Teelöffel rote Pfefferflocken

Richtungen:

1. Stellen Sie Ihren Instant-Topf auf den Bratmodus, fügen Sie das Öl hinzu, erhitzen Sie es, fügen Sie Zwiebeln und Karotten hinzu, rühren Sie um und kochen Sie es 2 Minuten lang.

2. Knoblauch, Grünkohl, Brühe und Pfeffer hinzufügen, umrühren, abdecken und 7 Minuten bei hoher Temperatur kochen.

3. Essig- und Pfefferflocken hinzufügen, zum Überziehen werfen, auf Teller verteilen und als Beilage servieren.

genießen!

Ernährung: Kalorien 73, Fett 1, Ballaststoffe 2, Kohlenhydrate 2, Protein 3

Perfekte Beilage

Vorbereitungszeit: 4 Minuten
Garzeit: 6 Minuten
Portionen: 4
Zutaten:
• 1 Pfund Rosenkohl, halbiert

• 1 Esslöffel Senf

• 1 Tasse Hühnerbrühe

• eine Prise Meersalz und schwarzer Pfeffer

• ½ Tasse Speck, gehackt

• 1 Esslöffel Olivenöl

• 2 Esslöffel Dill, gehackt

Richtungen:
1. Stellen Sie Ihren Instant-Topf auf den Bratmodus, fügen Sie Speck hinzu, bräunen Sie ihn einige Minuten lang, fügen Sie Sprossen, Salz, Pfeffer, Senf und Brühe hinzu, rühren Sie ihn um, decken Sie ihn ab und kochen Sie ihn 5 Minuten lang auf hoher Stufe.
2. Öl und Dill hinzufügen, werfen, auf Teller verteilen und als Beilage servieren.

genießen!

Ernährung: Kalorien 152, Fett 3, Ballaststoffe 3, Kohlenhydrate 6, Protein 8

Einfache Und Schnelle Beilage

Vorbereitungszeit: 10 Minuten
Garzeit: 10 Minuten
Portionen: 4
Zutaten:

• 5 Bok Choy Trauben

• 1 Esslöffel Olivenöl

• 2 gehackte Knoblauchzehen

• 5 Tassen Wasser

• 1 Teelöffel Ingwer, gerieben

• eine Prise Meersalz

Richtungen:

1. setzen Bok Choy in Ihrem Instant Topf geben , das Wasser, Deckel, Koch auf Höhe für 7 Minuten, abtropfen lassen und Transfer in eine Schüssel geben.

2. Reinigen Sie den Topf, stellen Sie ihn auf den Bratmodus, geben Sie das Öl hinzu und erhitzen Sie ihn.

3. Rückkehr Bok Choy in den Topf, eine Prise Salz, Knoblauch und Ingwer, rühren und braten Sie für 3 Minuten hinzuzufügen.

4. Auf Teller verteilen und als Beilage servieren.

genießen!

Ernährung: Kalorien 75, Fett 1, Ballaststoffe 1, Kohlenhydrate 3, Protein 5

Spinat Blumenkohl Reis

Vorbereitungszeit: 10 Minuten
Garzeit: 10 Minuten
Portionen: 6
Zutaten:
- 2 gehackte Knoblauchzehen

- ¾ Tasse gelbe Zwiebel, gehackt

- 2 Esslöffel natives Olivenöl extra

- 1 ½ Tassen Blumenkohlreis

- ½ Tasse Wasser

- 12 Unzen Spinat, gehackt

- 3 und ½ Tassen heiße Gemüsebrühe

- eine Prise Meersalz und schwarzer Pfeffer

- 2 Esslöffel Zitronensaft

- ⅓ Tasse Pekannüsse, geröstet und gehackt

Richtungen:
1. Stellen Sie Ihren Instant-Topf auf den Bratmodus, fügen Sie das Öl hinzu, erhitzen Sie es, fügen Sie Knoblauch und Zwiebeln hinzu, rühren Sie um und braten Sie es 5 Minuten lang an.
2. Blumenkohlreis und Wasser hinzufügen, umrühren und weitere 1 Minute kochen lassen.
3. 3 Tassen Brühe hinzufügen, den Topf abdecken und 4 Minuten auf hoher Stufe kochen lassen.

4. Fügen Sie Spinat hinzu, rühren Sie um und stellen Sie den Instant-Topf in den Kochmodus, kochen Sie ihn 3 Minuten lang und mischen Sie ihn mit dem Rest der Brühe, Salz, Pfeffer und Zitronensaft.
5. rühren; Auf Teller verteilen, Pekannüsse darüber streuen und als Beilage servieren.

genießen!

Ernährung: Kalorien 243, Fett 2, Ballaststoffe 2, Kohlenhydrate 6, Protein 12

Spezielle Collard Greens

Vorbereitungszeit: 10 Minuten
Garzeit: 5 Minuten
Portionen: 4
Zutaten:
- 1 Esslöffel Olivenöl

- 16 Unzen Collard Greens

- 1 Tasse gelbe Zwiebel, gehackt

- 2 gehackte Knoblauchzehen

- eine Prise Meersalz und schwarzer Pfeffer

- 14 Unzen Gemüsebrühe

- 1 Lorbeerblatt

- 3 Esslöffel Balsamico-Essig

Richtungen:
1. Stellen Sie Ihren Instant-Topf auf den Bratmodus, fügen Sie das Öl hinzu, erhitzen Sie es, fügen Sie Zwiebeln hinzu, rühren Sie um und braten Sie es 3 Minuten lang an.
2. Collard Greens hinzufügen, umrühren und weitere 2 Minuten anbraten.
3. Knoblauch, Salz, Pfeffer, Brühe und Lorbeerblatt hinzufügen, umrühren, abdecken und 5 Minuten auf hoher Stufe kochen lassen.
4. Essig hinzufügen, werfen, auf Teller verteilen und servieren.

genießen!

Ernährung: Kalorien 130, Fett 1, Ballaststoffe 2, Kohlenhydrate 3, Protein 5

Blumenkohl-Pilz-Risotto

Vorbereitungszeit: 10 Minuten
Garzeit: 13 Minuten
Portionen: 4
Zutaten:

- 2 Tassen Blumenkohlreis

- 4 Tassen Hühnerbrühe

- 2 gehackte Knoblauchzehen

- 2 Unzen Olivenöl

- 1 gelbe Zwiebel, gehackt

- 8 Unzen Pilze, in Scheiben geschnitten

- 4 Unzen Kokoscreme

- 4 Unzen weißer Essig

- 1 Unze Basilikum, gehackt

Richtungen:

1. Stellen Sie Ihren Instant-Topf auf den Bratmodus, geben Sie das Öl hinzu und erhitzen Sie es.

2. Zwiebeln, Knoblauch und Pilze hinzufügen, umrühren und 3 Minuten kochen lassen

3. Blumenkohlreis, Brühe und Essig hinzufügen, umrühren, abdecken und 10 Minuten auf hoher Stufe kochen.

4. Kokoscreme und Basilikum hinzufügen, umrühren, auf Teller verteilen und als Beilage servieren.

genießen!

Ernährung: Kalorien 142, Fett 2, Ballaststoffe 1, Kohlenhydrate 2, Protein 5

Puten Vorspeise Frikadellen

Vorbereitungszeit: 10 Minuten
Garzeit: 14 Minuten
Portionen: 12

Zutaten:
- 1 Ei
- 1 Pfund Truthahn, gemahlen
- eine Prise Salz und schwarzen Pfeffer
- ¼ Tasse Mandelmehl
- ½ Teelöffel Knoblauchpulver
- 1 Tasse Wasser
- 2 Esslöffel sonnengetrocknete Tomaten, gehackt
- 2 Esslöffel Olivenöl
- 2 Esslöffel Basilikum, gehackt

Richtungen:
1. In einer Schüssel die Pute mit Salz, Pfeffer, Ei, Mehl, Knoblauchpulver, sonnengetrockneten Tomaten und Basilikum mischen, gut umrühren und 12 Fleischbällchen aus dieser Mischung formen.
2. Stellen Sie Ihren Instant-Topf auf den Bratmodus, geben Sie das Öl hinzu, erhitzen Sie es, fügen Sie Fleischbällchen hinzu, bräunen Sie sie auf jeder Seite 2 Minuten lang an und geben Sie sie auf einen Teller.

3. Reinigen Sie Ihren Instant-Topf, geben Sie das Wasser hinzu, fügen Sie den Dampfkorb hinzu, fügen Sie Fleischbällchen hinzu, decken Sie ihn ab und kochen Sie ihn 12 Minuten lang auf hoher Stufe.
4. Putenfleischbällchen auf einer Platte anrichten und servieren.

genießen!

Ernährung: Kalorien 80, Fett 1, Ballaststoffe 3, Kohlenhydrate 2, Protein 4

Spezielle Paprika Vorspeise

Vorbereitungszeit: 10 Minuten
Garzeit: 17 Minuten
Portionen: 4

Zutaten:
- 1 Esslöffel Olivenöl

- 1 Teelöffel Ghee

- ½ Tasse Gemüsebrühe

- 2 rote Paprika, in große Streifen geschnitten

- 2 rote Zwiebeln, in Streifen geschnitten

- schwarzer Pfeffer nach Geschmack

- 1 Teelöffel Basilikum, getrocknet

Richtungen:
1. Stellen Sie Ihren Instant-Topf auf den Bratmodus, fügen Sie Ghee und Öl hinzu, erhitzen Sie ihn, fügen Sie Zwiebeln und Paprika hinzu, rühren Sie ihn um und braten Sie ihn 10 Minuten lang an.
2. Brühe, Basilikum und schwarzen Pfeffer hinzufügen, abdecken und 7 Minuten auf niedriger Stufe kochen lassen.
3. in kleine Schüsseln geben und servieren.

genießen!

Ernährung: Kalorien 47, Fett 4, Ballaststoffe 1, Kohlenhydrate 1, Protein 4

Vorspeisensalat

Vorbereitungszeit: 10 Minuten
Garzeit: 8 Minuten
Portionen: 4

Zutaten:
- ½ Pfund Pilze, grob geschnitten

- 1 Esslöffel Olivenöl

- 3 gehackte Knoblauchzehen

- 1 Tomate, grob gehackt

- 1 Teelöffel Basilikum, getrocknet

- 1 Esslöffel Koriander, gehackt

- schwarzer Pfeffer nach Geschmack

- 3 Esslöffel Zitronensaft

- ½ Tasse Wasser

Richtungen:
1. Stellen Sie Ihren Instant-Topf auf den Bratmodus, fügen Sie Öl hinzu, erhitzen Sie ihn, fügen Sie Knoblauch und Pilze hinzu, rühren Sie ihn um und braten Sie ihn 3 Minuten lang an.
2. Basilikum, Wasser, Tomate, Zitronensaft und schwarzen Pfeffer hinzufügen, umrühren, abdecken und 5 Minuten auf hoher Stufe kochen lassen.
3. In kleine Schalen teilen, Koriander darüber streuen und servieren.

genießen!

Ernährung: Kalorien 90, Fett 2, Ballaststoffe 1, Kohlenhydrate 2, Protein 3

Unglaubliche Jakobsmuscheln

Vorbereitungszeit: 5 Minuten
Garzeit: 6 Minuten
Portionen: 4

Zutaten:
- 1 Jalapenopfeffer, kernlos und gehackt

- ¼ Tasse natives Olivenöl extra

- ¼ Tasse Reisessig

- ¼ Teelöffel Senf

- schwarzer Pfeffer nach Geschmack

- eine Prise Cayennepfeffer

- 1 Esslöffel Pflanzenöl

- 12 große Jakobsmuscheln

- 2 Orangen, in Scheiben geschnitten

Richtungen:
1. Mischen Sie in Ihrem Mixer Jalapeno mit Olivenöl, Senf, Schwarz und Essig und pulsieren Sie sehr gut.
2. Jakobsmuscheln mit Cayennepfeffer würzen.
3. Eine Pfanne mit dem Pflanzenöl bei hoher Temperatur erhitzen, Jakobsmuscheln hinzufügen und auf jeder Seite 3 Minuten kochen lassen.

4. Jakobsmuscheln auf Teller verteilen, Orangenscheiben darauf legen und die Jalapeno-Vinaigrette beträufeln.

genießen!

Karottensnack

Vorbereitungszeit: 10 Minuten
Garzeit: 6 Minuten
Portionen: 14

Zutaten:
- ½ Teelöffel Zimtpulver

- 1 Tasse Wasser

- 1 Eiweiß, verquirlt

- 1 Tasse Babykarotten, gerieben

- ¾ Tasse Pekannüsse, gehackt

- 1 Esslöffel Honig

- 2 Esslöffel Kokosmehl

- 2 Esslöffel Flachsmehl

Richtungen:
1. Mischen Sie in einer Schüssel Babykarotten mit Eiweiß, Zimt, Pekannüssen, Honig, Flachsmehl und Kokosmehl, rühren Sie gut um und formen Sie 14 Kugeln aus dieser Mischung.
2. Geben Sie das Wasser in Ihren Instant-Topf, fügen Sie den Dampfkorb hinzu, fügen Sie Karottenbällchen hinzu, decken Sie ihn ab und kochen Sie ihn 6 Minuten lang auf hoher Stufe.
3. Karottenbällchen auf einer Platte anrichten und servieren.

genießen!

Ernährung: Kalorien 120, Fett 2, Ballaststoffe 1, Kohlenhydrate 2, Protein 3

Zwiebeln Erfreuen

Vorbereitungszeit: 10 Minuten
Garzeit: 25 Minuten
Portionen: 6

Zutaten:

- 12 rote Zwiebeln, geschält, Spitzen abgeschnitten und Innenseiten herausgeschöpft

- 2 Tassen Gemüsebrühe

- 4 Tassen Wasser

- 5 gehackte Süßkartoffeln

- 1 Esslöffel Leinsamen gut mit 2 Esslöffel Wasser gemischt

- 3 Esslöffel Thymian, gehackt

- eine Prise Meersalz und schwarzer Pfeffer

Richtungen:

1. Geben Sie Süßkartoffeln in Ihren Instant-Topf, geben Sie 2 Wasser hinzu, decken Sie sie ab, kochen Sie sie 15 Minuten lang auf hoher Stufe, lassen Sie sie abtropfen, geben Sie sie in eine Schüssel und zerdrücken Sie sie gut.

2. Leinsamen, Salz, Pfeffer und Thymian hinzufügen, umrühren und jede Zwiebel mit dieser Mischung füllen.

3. Geben Sie den Rest des Wassers und die Brühe in Ihren Instant-Topf, fügen Sie den Dampfkorb hinzu und ordnen Sie die gefüllten Zwiebeln darin an.

4. abdecken und weitere 10 Minuten kochen lassen.

5. Auf eine Platte verteilen und als Vorspeise servieren.

genießen!

Ernährung: Kalorien 110, Fett 1, Ballaststoffe 2, Kohlenhydrate 2, Protein 4

Einfacher Und Leckerer Salat

Vorbereitungszeit: 10 Minuten
Garzeit: 30 Minuten
Portionen: 4

Zutaten:
- 4 Rüben
- 1 Tasse Wasser
- 2 Esslöffel Balsamico-Essig
- ein Haufen Petersilie, gehackt
- eine Prise Salz und schwarzen Pfeffer
- 1 Esslöffel Olivenöl
- 1 gehackte Knoblauchzehe
- 2 Esslöffel Kapern, abgetropft

Richtungen:
1. Geben Sie das Wasser in Ihren Instant-Topf, fügen Sie den Dampfkorb hinzu, legen Sie die Rüben hinein, decken Sie ihn ab und kochen Sie ihn 15 Minuten lang auf hoher Stufe.
2. Rüben auf ein Schneidebrett geben, abkühlen lassen, schälen und würfeln.
3. Petersilie in einer Schüssel mit Knoblauch, Salz, Pfeffer, Olivenöl und Kapern mischen und umrühren.
4. Rüben und Essig hinzufügen, werfen und servieren.

genießen!

Ernährung: Kalorien 50, Fett 2, Ballaststoffe 1, Kohlenhydrate 2, Protein 1

Puteneintopf

Vorbereitungszeit: 10 Minuten
Garzeit: 10 Minuten
Portionen: 4

Zutaten:
- 1 Pfund Putenfleisch, gemahlen

- 5 Unzen Wasser

- eine Prise Salz und Cayennepfeffer

- 1 gelbe Zwiebel, gehackt

- 1 gelbe Paprika, gehackt

- 3 gehackte Knoblauchzehen

- 2 und ½ Esslöffel Chilipulver

- 1 und ½ Teelöffel Kreuzkümmel, gemahlen

- 12 Unzen Gemüsebrühe

Richtungen:
1. Geben Sie Putenfleisch in Ihren Instant-Topf, geben Sie Wasser hinzu, rühren Sie es um, decken Sie es ab und kochen Sie es 5 Minuten lang auf hoher Stufe.
2. Paprika, Zwiebel, Knoblauch, Chilipulver, Kreuzkümmel, Salz, Cayennepfeffer und Gemüsebrühe hinzufügen, umrühren, erneut abdecken und weitere 5 Minuten auf hoher Stufe kochen.

106

3. Auf Teller verteilen und sofort servieren.

genießen!

Ernährung: Kalorien 212, Fett 3, Ballaststoffe 4, Kohlenhydrate 6, Protein 14

Unglaubliche Rübensuppe

Vorbereitungszeit: 10 Minuten
Garzeit: 10 Minuten
Portionen: 4

Zutaten:

- 1 Esslöffel Olivenöl

- 1 rote Zwiebel, gehackt

- 2 gehackte Karotten

- 3 gehackte Rüben

- 3 Lorbeerblätter

- 6 Tassen Gemüsebrühe

- ½ Teelöffel Thymianblätter, gehackt

- 1 ½ Esslöffel Petersilie, gehackt

- Salz und schwarzer Pfeffer nach Geschmack

Richtungen:

1. Stellen Sie Ihren Instant-Topf auf den Bratmodus, fügen Sie Öl hinzu, erhitzen Sie ihn, fügen Sie Zwiebeln hinzu, rühren Sie um und kochen Sie ihn 5 Minuten lang.

2. Karotten, Rüben, Thymian, Lorbeerblätter, Brühe, Salz und Pfeffer hinzufügen, umrühren, abdecken und 5 Minuten bei hoher Temperatur kochen.

3. Lorbeerblätter wegwerfen, mit einem Stabmixer mischen, Petersilie hinzufügen, umrühren, in Suppentassen teilen und servieren.

genießen!

Ernährung: Kalorien 100, Fett 2, Ballaststoffe 1, Kohlenhydrate 3, Protein 3

Spezielles Kabeljaugericht

Vorbereitungszeit: 5 Minuten
Garzeit: 10 Minuten
Portionen: 4

Zutaten:

- 1 gehackte Knoblauchzehe

- 1 Esslöffel Olivenöl

- 1 Tasse Wasser

- 17 Unzen Kirschtomaten, halbiert

- 4 Kabeljaufilets ohne Knochen und ohne Haut

- 2 Esslöffel Kapern, gehackt

- 1 Tasse schwarze Oliven, entkernt und gehackt

- eine Prise Meersalz und schwarzer Pfeffer

- 1 Esslöffel Petersilie, fein gehackt

Richtungen:

1. Mischen Sie in einer hitzebeständigen Schüssel Tomaten mit Salz, Pfeffer, Petersilie, Öl, Fisch, Oliven, Kapern und Knoblauch und werfen Sie sie zum Überziehen.

2. Geben Sie das Wasser in Ihren Instant-Topf, fügen Sie den Dampfkorb hinzu, stellen Sie die Schüssel hinein, decken Sie sie ab und kochen Sie sie 8 Minuten lang auf hoher Stufe.

3. Fischmischung auf Teller verteilen und servieren.

genießen!

Ernährung: Kalorien 187, Fett 3, Ballaststoffe 3, Kohlenhydrate 6, Protein 7

Rinderragout

Vorbereitungszeit: 10 Minuten
Garzeit: 25 Minuten
Portionen: 6

Zutaten:
- 1 Esslöffel Olivenöl

- 2 Pfund Rindfleischfutter, gewürfelt

- 1 Teelöffel Rosmarin, gehackt

- 1 gelbe Zwiebel, gehackt

- 2 gehackte Karotten

- 1 Unze Steinpilze, gehackt

- 1 Selleriestiel, gehackt

- 1 und ½ Tassen Rinderbrühe

- eine Prise Salz und schwarzen Pfeffer

- 2 Esslöffel Kokosmehl

- 2 Esslöffel Ghee, geschmolzen

Richtungen:
1. Stellen Sie Ihren Instant-Topf auf den Sauté-Modus, fügen Sie Öl und Rindfleisch hinzu, rühren Sie ihn um, bräunen Sie ihn 5 Minuten lang und mischen Sie ihn mit Zwiebeln, Sellerie, Rosmarin, Salz, Pfeffer, Karotten, Pilzen und Brühe.

2. Topf abdecken, 15 Minuten auf hoher Stufe kochen und dann in den Kochmodus überführen.

3. Eine Pfanne mit dem Ghee bei mittlerer Hitze erhitzen, Mehl und 6 Esslöffel Kochflüssigkeit aus dem Eintopf hinzufügen, umrühren und über den Rindfleischeintopf gießen.

4. 5 Minuten köcheln lassen, in Schalen teilen und servieren.

genießen!

Ernährung: Kalorien 261, Fett 4, Ballaststoffe 3, Kohlenhydrate 8, Protein 18

Chinesische Fu Yung Hai Pfannkuchen

Zutaten:
2 mittegroße Eier
½ Teelöffel zerkleinerter Schnittlauch
1 ½ Esslöffel Kokosöl
½ Tasse aufgetauter Spinat
3 Esslöffel gewürfelter Schinken
¼ Teelöffel Apfelcidre Essig
¼ Teelöffel schwarzer Pfeffer
1 Teelöffel Kokosöl
Eine Prise Salz

Anleitung:
Verquirlen Sie die Eier und den zerkleinerten
Schnittlauch mit Salz, dann leeren Sie das Kokosmehl
ein und rühren alles in einer großen Schüssel
zusammen.
Fügen Sie Spinat, gewürfelten Schinken und Apfelcidre
Essig hinzu, mixen Sie alles zusammen.
Heizen Sie die Bratpfanne vor und Fetten Sie sie mit
Kokosöl.
Leeren Sie 3 Esslöffel Teig hinein und braten Sie ihn für
2 Minuten auf jeder Seite.

Curry Brokkoli Happen

Zutaten:
1 Tasse gerösteter Brokkoli
2 frische Eier
½ Teelöffel Currypulver
Eine Prise Salz
Eine Prise Pfefferpulver
1 Esslöffel Kokosöl

Anleitung:
Vermischen Sie Brokkoli, Eier, Currypulver und Salz, in einer Küchenmaschine, bis ein Teig daraus wird.
Heizen Sie eine Pfanne bei mittlerer Hitze und fetten Sie sie mit Kokosöl.
Füllen Sie die Pfanne mit ungefähr 2 Esslöffeln Teig.
Kochen Sie bis er goldbraun ist.
Anschließend wenden Sie ihn.
Wiederholen Sie das mit dem übrigen Teig.
Servieren Sie sofort.

Bok Choy Quinche

Zutaten:

4Eier

1 Tasse frisches, gehacktes Bok Choy

½ Tasse gehackte Zwiebeln

1 Teelöffel zerkleinerter Knoblauch

½ Tasse Kokosmilch

½ Teelöffel schwarzes Pfefferpulver

Eine Prise Salz

Anleitung:

Heizen Sie den Ofen bei 200 C vor.

In einer großen Schüssel verquirlen Sie die Eier und alle anderen Zutaten.

Geben Sie den Teig in eine ausgelegte Backform.

Backen Sie die Quiche 40 Minuten lang.

Thai Kokosnusssuppe

Zutaten:
2 Esslöffel Kokosöl
1 Zwiebel
2 Knoblauchzehen
1 Teelöffel frischer Ingwer
2-3 Esslöffel roter Curry Thai Paste
2 Tassen gewürfelte Butternuss-Kürbis
4 Tassen Wasser
2 EL Kokosöl
3 Esslöffel Fischsoße
5 Champignons
3 Tassen Baby Spinatblätter
300 Gramm Rindfleisch
1 große Limette- entsaftet

Anleitung:
Kochtopf mit etwas Öl bei mittlerer Hitze vorheizen.
Zwiebel schneiden und für 3 Minuten anbraten.
Ingwer, Knoblauch, Curry Paste und Butternuss-Kürbis hinzufügen und ordentlich
durchmischen
und für 2 Minuten weiterbraten.
Wasser, Kokosmilch, Fischsoße und geschnittene Pilze hinzufügen.
10-15 Minuten kochen lassen.
Spinat und Rindfleisch hinzufügen und für 5-10 Minuten kochen.
Limette auspressen und abschmecken.

Zimt-Müsli als Eiweissbombe

für 1 Person

Zutaten

150 ml Mandelmilch

2 EL gutes Eiweisspulver (hohe Wertigkeit)

½ TL Zimt

1 kleiner Apfel

2 EL Paleo Schoko Müsli

Zubereitung

gebe die Mandelmilch zusammen mit dem
Eiweisspulver in eine Schüssel
und verrühre das Ganze.

Schneide anschließend den Apfel in ziemlich kleine
Stücke und vermenge die Müsli-Mandelmilch-Mischung
mit den Fruchtstücken und Zimt.

Jetzt nochmal umrühren und fertig ist eine Power-Mahlzeit, die lange satt macht!

Avocado-Salat mit Hühnchenbrust

für 2 Personen

Zutaten

1/2 Mango

1 Avocado

125 gCocktailtomaten

100 gRucola

1/2 ELZitronensaft

1 ELÖl

175 gHühnerbrust, ohne Haut und Knochen

etwasSalz und Pfeffer

für das Dressing:

1 ELZitronensaft

1 ELOrangensaft

2 ELOlivenöl

1/2 EL Senf

etwasSalz und Pfeffer

Zubereitung

Die Avocado schälen, entkernen und in kleine Stücke schneiden. Die Stücke mit Zitronensaft beträufeln. Die Mango schälen und ebenfalls klein schneiden.

Die Hühnerbrust in Streifen schneiden, mit Salz und Pfeffer würzen und kurz anbraten.

Tomaten klein schneiden und den Rucola Salat waschen.

In einer Schüssel die Hühnerbrust, die Tomaten, den Rucola, und die Avocado mischen.

jetzt die Salatsoße anmischen und über das Ganze gießen.

fertig!

Schinken und Spinat mit Ei

für 2 Personen

Spinat ist nicht nur superlecker, sondern vor allem sehr gesund. Er liefert viel Eisen, reichlich Zink und hilft beim Muskelaufbau. In Kombination mit dem Ei ist dieses Gericht der perfekte Fitness-Snack **nach** dem Sport.

Zutaten

2 Bio-Eier

1 Schalotte

1 TL Rapsöl

1 Paket (170 g) TK-Rahmspinat

2 dünne Scheiben Kochschinken

2 EL Frischkäse

schwarzer Pfeffer aus der Mühle

Zubereitung

Eier weich kochen. Schalotte abziehen und fein zerschneiden.
Im Öl anschwitzen. Spinat zugeben und bei schwacher Hitze unter Rühren auftauen lassen. 2 Minuten köcheln.

Schinkenscheiben in feine Streifen schneiden. Frischkäse unter den Spinat heben und leicht verlaufen lassen.
Spinat mit Pfeffer abschmecken und auf 2 Teller verteilen. Schinkenstreifen darauf geben.

gepellte Eier zerschneiden und oben noch auf den Schinken setzen.

eventl. ein bißchen Pfeffer dazu.

fertig!

Erdbeer- Shake

Zutaten:
1 Tasse frische Karotten
½ Tasse gehackte Erdbeeren
½ Tasse frische Blaubeeren
½ Tasse Orangensaft
¼ Tasse Kokosmilch
1 geschälte reife Banane
½ Esslöffel gemahlene Leinsamen
1 Esslöffel Honig

Anleitung:
Waschen Sie alle Früchte und das ganze Gemüse.
Platzieren Sie alle Zutaten in einem Mixer.
Mixen Sie durch.
Servieren Sie sofort.

Zucchini Quiche

Zutaten:
5 Eier
1 Tasse zerkleinerte Zucchini
½ Tasse gehackte Zwiebeln
¼ Teelöffel Salz
¼ Teelöffel Pfeffer
2 Esslöffel Kokosöl
½ Tasse in Schieben geschnittene Tomaten
½ Tasse Sonnengetrocknete Tomaten

Anleitung:
Heizen Sie den Ofen auf 200 C vor.
Fetten Sie eine mittelgroße Springform mit einem Teelöffel Kokosöl.
Schmelzen Sie einen Teelöffel Kokosöl in einer mittelgroßen Pfanne.
Kochen Sie 10 Minuten lang die Zwiebeln und Zucchini in der Pfanne.
Währenddessen schöpfen Sie das Öl von den sonnengetrockneten Tomaten ab.
Schneiden Sie sie grob und fügen Sie sie in eine mittelgroße Schüssel.
Verquirlen Sie die Eier, Salz und Pfeffer und geben Sie es in eine Gusseiserne Pfanne.
In dem Ofen 50 Minuten backen.

Zucchiniblüten mit Honig

Zutaten:
2 TL Honig
150g Garnelen (ohne Kopf und Schale)
1 Eiweiß
1 Frühlingszwiebel
Salz und Pfeffer
5 Zucchiniblüten
½ Zitrone
2 TL Apfelessig
4 EL Kokosöl

Anleitung:
Garnelen mit Eiweiß im Mixer vermischen.
Frühlingszwiebel in feine Würfel schneiden.
In den Mixer hinzufügen.
Mit Salz und Pfeffer würzen.
Zucchiniblüten vorsichtig öffnen und die Blütenstempel entfernen.
Garnelenfüllung in die Blüten geben und die Blüten verschließen.
Blüten in einen Dämpfeinsatz in einen Topf geben.
Für 15 Minuten dämpfen.
Zitrone auspressen und mit Essig, Honig, Kokosöl, Salz und Pfeffer verrühren.
Zucchiniblüten aus dem Dämpfer nehmen und mit der Soße übergießen.

Frühstücksburger

Der Frühstücksburger hat alles was man für einen guten Start in den Tag braucht. Er ist gepackt mit guten Fetten, Unmengen an Protein, viele gute Kohlenhydrate, Vitamine und Mineralien. Es kann gar nicht besser sein. Und er sieht obendrein noch verdammt gut aus – was will man mehr?

Zutaten:

Für den Burger:

- 450 g hackfleisch
- Frühstücksspeck
- 1 tl senf
- 3 gehackte knoblauchzehen
- 1 ei
- Prise salz
- Prise pfeffer
- Prise jalapeno pfeffer
- 1 handvoll frische petersilie
- 1 prise rosmarin

Für die Garnierung:

- 1 kohlblatt
- 2 scheiben tomate
- 3 scheiben avocado
- 1 spiegelei
- 2 streifen frühstücksspeck

Und so wird's gemacht:

Zuerst brät man den Frühstücksspeck an und setzt ihn beiseite. Den Speck für den Burger, den Senf, Knoblauch, das Ei, Salz, Pfeffer in einen Mixer geben und zu einer feinen Paste verarbeiten.

In einer Schüssel das Hackfleisch, den Chilipfeffer, Petersilie und Rosmarin mit den Händen verkneten. Aus dem Mix formt man 3-4 Burger. Eine Pfanne mit etwas Kokos-oder Olivenöl erhitzen.

Dann die Burger hineingeben und von beiden Seiten goldbraun anbraten. Während die Burger am Brutzeln sind brät man 1 oder 2 Spiegeleier (je nachdem wie viele Burger man macht).

Der Burger wird dann wie folgt zusammengelegt: Zuerst das Kohlblatt auf den Teller. Darauf kommt ein Burger, eine Scheibe Tomate und Avocado. Jetzt steckt man einen Zahnstocher hinein damit das Ganze nicht wieder auseinanderfällt.

Oben auf kommt das Spiegelei und darüber 1 oder 2 Streifen gebratener Frühstücksspeck. Guten Appetit!

WARMER ENTENSALAT

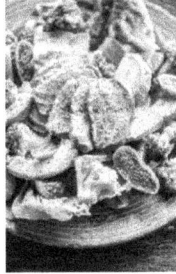

Zubereitungszeit 20 minuten

Zutaten

- 250 g Entenfilet
- 2 Avocados
- 6 Feigen
- 10 Erdbeeren
- 10 Kirschtomaten
- 1 Brokkoli
- 1 Kopf Römersalat
- Olivenöl
- Zitronensaft
- Salz, Pfeffer

Zubereitung

Entenfilet mit Salz und Pfeffer würzen, auf der Pfanne bräunen und dann im Ofen bei 190 Grad garen. Nach Garen 5-10 Minuten ruhen lassen. Währenddessen andere Salatzutaten in Stücke schneiden, mischen. Mit etwas Olivenöl und Zitronensaft abschmecken. Zum Servieren Entenfilet in Scheiben schneiden und auf den Salat legen.

Gebratenes Paleo-Huhn

Zutaten für zwei Personen:
- [ ] 150 – 200 Hühnerbrust
- [ ] 125 Spargel
- [ ] 1 TL Kokosöl
- [ ] 1 mittlere Zucchini
- [ ] 1 Zehe Knoblauch
- [ ] 100 Gramm geschnittene Oliven
- [ ] 1 geschnittene Avocado
- [ ] Salz & Pfeffer

Zubereitung:
1. Eine große pfanne erhitzen und dann das öl zugeben.
2. Den spargel, die zucchini, und den knoblauch zugeben und glasig andünsten und dann für ca. 5 minuten köcheln lassen.
3. Nun das huhn (dünne streifen) und die oliven zugeben.
4. Alle zutaten so lange kochen lassen, bis das fleisch gar ist.
5. Zum schluss mit salz und pfeffer würzen und mit der avocado anrichten.

Gebackene Thunfisch Eier

Ein ungewöhnliches gericht, von dem sie bestimmt noch nie gehört haben, aber das sehr schmackhaft und vor allem schnell zuzubereiten ist. Gesund und sättigend, besonders für ein frühstück.

Zutaten:

1 Dose Thunfisch

1 kleine Zwiebel

1 Handvoll Petersilie

1 EL Zitronensaft

1 EL Sonnenblumenöl

4 Eier

1 Prise Salz und Pfeffer

Nährwertangaben gesamt:
Kalorien: 846,7 kcal

Kohlenhydrate: 59,5 g

Eiweiß: 81,3 g

Fett: 29,0 g

Zubereitung:

Heizen Sie Ihren Ofen auf 180 Grad vor.

Öffnen Sie die Thunfisch-Dose und lassen den Saft ablaufen. Den Thunfisch geben Sie dann in eine Auflaufform.

Als nächstes schälen Sie die Zwiebel und schneiden sie in Würfel. Die Petersilie müssen Sie waschen und kleinhacken. Beides geben Sie dann zum Thunfisch in die Auflaufform.

Das Ganze verfeinern Sie mit Sonnenblumenöl, Zitronensaft, Salz und Pfeffer, je nach Belieben, und mischen alles gut durch.

Anschließend geben Sie die 4 Eier vorsichtig auf die vorbereitete Masse.

Nun können Sie die Auflaufform in den Ofen schieben und ca. 15-20 Minuten lang backen, bis die Eier ihre gewünschte Konsistenz erreicht haben.

Abschließend können Sie das gebackene Thunfisch Ei nochmal mit Salz und Pfeffer würzen.

Knusprig Gebackene Auberginenscheiben

Für 4 Personen

Zutaten:

2 Auberginen

4 Eier

1 Esslöffel Kokosmilch

2 Tassen Nüsse (Mandeln, Walnüsse oder Pekannuss)

120g Kokosmehl/raspeln

4 Esslöffel italienische Kräuter (Rosmarin, Thymian, Petersilie)

1 Teelöffel Meersalz

1 Teelöffel Pfeffer

Zubereitung:

1 Backofen auf 190 Grad vorheizen und 2 Backbleche mit Kokosöl bestreichen .

2 Auberginen in eine Dicke von 1cm schneiden .

3 Eier und Milch in einer Schüssel verquirlen.

4 Nüsse mahlen und mit dem Rest der trockenen Zutaten mischen und auf einen Teller geben .

5   Auberginen in die Eiermischung tunken, in die trockenen Zutaten wälzen und auf Backblech legen .

6 Mit allen Auberginenscheiben durchführen .

7 Für 25-30 Minuten backen .

Pikantes Paprika- und Limettenhuhn

Inhaltsstoffe
- Hühnerfilet - 2 Pfund

Für die Marinade
- Süsspaprika - 5 Teelöffel

- Cayennepfeffer oder Chilipulver - 1 Teelöffel

- Schwarzer Pfeffer - 1 Teelöffel

- Meersalz - 1 ½ Teelöffel

- Koriandersamenpulver - 1 Teelöffel

- Olivenöl - 3 Esslöffel

- Knoblauch (fein gehackt) - 2 Zehen

- Tomatenmark/Pur - 2 Teelöffel

- Limetten - 2 (für Marinade und servieren)

  TIPP: Um Koriandersamenpulver zu erhalten, kannst du Koriandersamen in einem Mörser mahlen.

Anweisungen
1. Nimm eine grosse Schüssel und mische alle Zutaten der Marinade zusammen.

2. Das Huhn waschen und dieses in kleine Stücke schneiden.

3. Die Hühnerstücke in der Marinade einlegen und mindestens eine Stunde im Kühlschrank zugedeckt ziehen lassen.

4. Um diese köstliche Mahlzeit zuzubereiten, kannst du eine Grillplatte oder eine Pfanne verwenden. Einen Teelöffel Kokosöl in der ausgewählten Pfanne erhitzen, bis dieses heiss ist.

5. Das Huhn auf jeder Seite 4 Minuten braten.

6. Zum Servieren das Huhn mit Limettensaft beträufeln und als Beilage Gemüse oder einen Salat dazu servieren.

Thunfisch-Kürbis-Salat

Für eine Person

Zutaten:

1 Tasse Kürbis, geschält und gewürfelt
95g Dosen-Thunfisch
⅓ Avocado, Fruchtfleisch in Würfel geschnitten
6 Kirschtomaten
4 Walnusshälften, gehackt
Zubereitung:

Kürbiswürfel in einem zugedeckten Topf mit Wasser auf mittlerer Hitze und für 5-10 Minuten weich kochen. Für 2 Minuten abtropfen und abkühlen lassen.

Kürbis und alle anderen Zutaten in eine Salatschüssel geben und gut miteinander vermengen. Servieren.

Guten Appetit!

Schnitzel mit Süßkartoffelpommes

Zutaten:

2 Schweineschnitzel (auch hier bitte auf Qualität, am besten Bio, achten)

75 g gemahlene Mandeln

2 Eier

Salz und Pfeffer

1 Zitrone (Bio und unbehandelt)

Petersilie

Für die Süßkartoffelpommes

2 mittlere Süßkartoffeln

1 EL Karoffelstärke

4 EL Olivenöl

Paprika edelsüß

Meersalz

Zubereitung:

Schnitzel

Die Schnitzel dünn klopfen. Die Zitrone abreiben und den Petersilie hacken. Die gemahlenen Mandeln, die Zitronenschale, den Petersilie und das Salz mit dem

Pfeffer zusammen in einem Teller mischen. Die Eier verquirlen und ebenfalle in ein Teller geben. Die Schnitzel zuerst in den Eiern wenden und danach in der Panade. Danach die Schnitzel in Olivenöl oder auch in Kokosöl knusprig anbraten. Mit Zitronensaft beträufeln.

Süßkartoffelpommes

Den Ofen auf 220 Ober- und Unterhitze aufheizen. Die Süßkartoffeln schälen und in Pommesstäbchen schneiden. Ca. 30 Minuten in kaltes Wasser legen. Die Süßkartoffelpommes gut abtropfen lassen. Den Paprika und die Kartoffelstärke mischen. Die Pommes am besten in eine Gefriertüte geben (eine Schüssel geht auch) und mit dem Paprika-Kartoffelstärke-Mix vermischen. Dann das Öl zugeben und weiter mischen. Dann die Pommes auf ein Backblech geben und ca. 20 Minuten backen. Ab und an wenden. Zuletzt das Salz zugeben.

ARDI'S DUNKLER

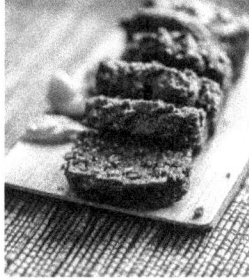

Zubereitungszeit 40 minuten

Zutaten

- 300 ml Kokosflocken

- 3 EL Kakaopulver

- 1,5 TL Backpulver, eine Prise Salz

- 3 Eier

- 110 ml Olivenöl

- 1-2 TL Olivenöl für die Form

- 2 Handvoll gehackte Nüsse und Samen

Zubereitung

Alle Zutaten mischen. Eine Kastenform mit Öl bestreichen, Teig eingießen. Im Backofen bei 200 Grad 35-45 Minuten backen, dann mit Zahnstocher probieren. Wenn der Zahnstocher sauber bleibt, ist das Brot fertig.

Tomaten Salsa Häppchen

Z4 mittelgroße Tomaten

☐ ¼ Tasse schwarze Oliven ohne Kern

☐ ½ Zwiebel

☐ ½ Paprika

☐ ½ Jalapeno

☐ 2 Zehen Knoblauch

☐ 1 EL frischer Koriander

☐ 1 EL Öl

☐ 2 TL Balsamicoessig

☐ Salz & Pfefferutaten:

Zubereitung:

1. Schneiden sie die oliven in scheiben

2. Schälen und schneiden sie die zwiebel in dünne würfel

3. Schneiden sie die paprika in dünne streifen

4. Schälen und zerdrücken sie den knoblauch

5. Schneiden sie die jalapenos in dünne streifen schneiden

6. Die tomaten halbieren und das innere entfernen.

7. Restliche zutaten in einer schüssel vermischen und in die ausgehölten tomatenhälften geben.

Frühlingssalat mit Lachs

Das Rezept für den Frühlingssalat mit Lachs ist für 2 Personen geeignet. Die Zubereitung geht schnell und einfach. Der Salat enthält, aufgrund des Fisches, viele Omega-3 Fettsäuren.

Zutaten für 2 Portionen:

3 Mairübchen

2 rohe Rote Beete

1 Boskop Apfel

5 Frühlingszwiebeln

30 ml Limettensaft

1 Prise Meersalz

300 g Wildlachsfilet

3 EL Kokosöl

Nährwertangaben gesamt:

Kalorien: 952,3 kcal

Kohlenhydrate: 58,1 g

Eiweiß: 73,7 g

Fett: 44,3 g

Zubereitung:

Das gemüse und das obst müssen gründlich gewaschen, sowie klein geraspelt werden. Die rote beete und den apfel können sie dafür einfach mit der schale raspeln. Geben sie alles in eine geeignete schüssel, mischen es und schmecken das ganze mit limettensaft und salz ab. Am besten schmeckt der salat übrigens, wenn sie ihn einen tag lang im kühlschrank ziehen lassen. Ganz frisch servieren, oder ein kürzeres ziehen im kühlschrank, ist aber natürlich auch lecker.

Zerkleinern sie nun den geschälten knoblauch und geben ihn zusammen mit etwas kokosöl in eine pfanne auf mittlerer hitze zum anbraten. Schneiden sie jetzt den lachs in größere würfel und geben ihn zum knoblauch in die pfanne. Der lachs sollte solange braten, bis er farbe bekommen hat, aber er kann im inneren auch leicht rosa bleiben. Geben sie den gebratenen lachs mit einigen frühlingszwiebelringen auf den salat in die schüssel.

Gefüllte Champignons mit Ziegenkäse

Für 8 Personen

Zutaten:

2 Päckchen Baby Portobello Pilze ohne Stiel

1 Knoblauchzeh

150g Ziegenfrischkäse

1/2 Tasse Frische Petersilieblätter

1/4 Teelöffel rote Paprikaflocken

1/4 Tasse Nährhefe

1 Esslöffel Kokosöl

Meersalz und Pfeffer nach ihrer Wahl

Zubereitung:

1   Ofen auf 200 Grad vorheizen. Pfanne mit Kokosöl fetten .

2   Knoblauch klein schneiden und zusammen mit Hefe, Käse, Petersilie, Paprika, Salz und Pfeffer in eine Schüssel geben und vermischen .

3   Mischung in die Pilze geben .

4 Im Backofen backen bis die Pilze leicht braun sind, ca. 15-20 Minuten .

Vegetarischer Salat

Inhaltsstoffe

- Gelbe Paprika - 1
- Rote Paprika - 1
- Poblano-Pfeffer - 1
- Jalapeno Pfeffer - 1
- Spargel - ½ Strauss
- Kirschtomaten - 1 Pint
- Englische Gurke - ½
- Rote Zwiebel - ½
- Petersilie und Koriander (gehackt) - Prise
- Olivenöl
- Avocado

Anweisungen

1. Das gesamte Gemüse zerkleinern und in eine Salatschüssel geben.
2. Mit Gewürzen, Kräutern und Olivenöl verfeinern.
3. Schon ist der Salat fertig!

Gebackene Schottische Eier

Für 6 Personen

Zutaten:

500g Hackfleisch
3 Scheiben Schinken, grob gehackt
1 TL mildes Currypulver
6 Eier

Zubereitung:

Backofen auf 180 Grad vorheizen.

Die Eier für 4 Minuten kochen und dann in kaltem Wasser für weitere 4 Minuten abkühlen lassen. Danach Eier schälen und beiseite stellen.

Hackfleisch, Schinkelwürfel und Curry in eine Rührschüssel geben und gut miteinander vermengen.

Hackfleisch in 6 Portionen aufteilen. Jede Portion flachklopfen bis sie ca. 4mm Dicke hat. Danach jedes Ei mit einer Portion Hackfleisch umwickeln bis das Ei vollständig   ummantelt   ist.

Backblech mit Backpapier auslegen. Schottische Eier darauf legen und für etwa 30-35 Minuten backen.

Vor dem Servieren etwas abkühlen lassen.

Guten Appetit!

NUSSCREME HAUSGEMACHT

Zubereitungszeit 45 minuten

Zutaten

- 300 g Nüsse nach Belieben
- bei Wunsch Salz, Ahornsirup, Vanille, Zimt usw.

Zubereitung

Falls Du Nusscreme aus gerösteten Nüssen machen willst, lege rohe Nüsse auf das Backblech und röste sie ein bei 180 Grad etwa 15 Minuten, dabei mische sie ein paar Mal. Zu lange zu rösten ist nicht gut, dann werden die Nüsse viel zu trocken und die Creme wird nicht cremig. Verarbeite die Nüsse in der Küchenmaschine. Am Anfang entsteht viel Nussstaub, das muss man von den Wänden der Küchenmaschine runterkratzen. Dann lass die Küchenmaschine weiter arbeiten. Am Ende fängt die Masse an zu klumpen und dann wird es cremig. Wenn es doch nicht cremig genug ist, kannst Du etwas Nussöl einrieseln lassen.

Paleo Zucchini Frühstücksauflauf

Zutaten:
- [ ] 3 große Zucchini
- [ ] ½ große rote Zwiebel
- [ ] 180 Gramm frische Champignons
- [ ] 5 Eier
- [ ] 2 würzige Bratwürste |

Zubereitung:

1. Den ofen auf 200 grad vorheizen.
2. Die zucchini in dünne streifen schneiden.
3. In einer schüssel die eier verrühren und mit salz & pfeffer würzen.
4. Alle zutaten in einer großen schüssel vermischen.
5. In einer pfanne ½ el olivenöl erhitzen und die hergestellte mischung in die pfanne geben und für circa 5 minuten kochen.
6. Nun geben sie die pfanne in den ofen und backen die zutaten für weitere 12 – 15 minuten.
7. Danach aus dem ofen nehmen und für 10 minuten abkühlen lassen und servieren.

Blumenkohl Risotto

Das risotto rezept mit blumenkohl, pilzen und zucchini eignet sich als mahlzeit für 2 personen. Mit der zubereitung werden sie keine schwierigkeiten haben, denn sie ist einfach und schnell gemacht.

Zutaten:

1 Zwiebel

1 Knoblauchzehe

1 kleiner Blumenkohlkopf

6 Champignon Pilze

1 kleine Zucchini

100 ml Knochenbrühe vom Rind

2 EL Schmalz/Talg/Ghee/Kokosöl

1 Prise Meersalz

Nährwertangaben gesamt:
Kalorien: 443,9 kcal

Kohlenhydrate: 25,5 g

Eiweiß: 14,9 g

Fett: 29,9 g

Zubereitung:

Schälen sie die zwiebeln und den knoblauch und schneiden sie beides in feine, kleine würfel. Anschließend würfeln sie die zucchini grob und schneiden die pilze ebenfalls grob. Den blumenkohl können sie klein reiben.

Geben sie nun das fett in die pfanne und schwitzen die zwiebeln, sowie den knoblauch an. Jetzt können sie das vorbereitete gemüse mit in die pfanne geben und das ganze bei mittlerer bis hoher hitze braten. Geben sie dabei noch eine größere prise meersalz in die pfanne. Sobald das gemüse leicht angebraten ist, schütten sie die rinderbrühe dazu. Lassen sie das ganze abschließend einköcheln, bis das gemüse gar ist und etwas weniger flüssigkeit in der pfanne ist.

Sehr zu empfehlen ist die zubereitung des blumenkohl risotto mit speck. Geeignet als beilage zu fleisch, fisch und ei-gerichten.

Gegrillte Knochblauchmuschel

Für 3-4 Personen

Zutaten:

14 Muscheln

3 Knoblauchzehen, geschnitten

1/4 Tasse ungesalzene Butter

1 Esslöffel Petersilie, feingehackt

1 Teelöffel Meersalz

Zubereitung:

1   Muscheln vor dem Kochen ausspülen und einweichen.

2   Muscheln, die vor dem Kochen offen sind, entsorgen, da sie nicht mehr gut zum Verzehren sind.

3 Knoblauch in der Butter anbraten, bis er leicht braun wird.

4 Vom Herd nehmen .

5   Petersilie kleinschneiden und mit der Buttermischung vermengen.

6 Grill auf mittlere Temperatur vorheizen.

7 Muscheln auf den Grill legen, bis sie sich öffnen.

8 Muscheln, die sich nicht unmittelbar nach den anderen öffnen, sollten nicht gegessen werden.

9 Die Buttermischung über die geöffneten Muscheln gießen.

10 Muscheln mit Meersalz würzen undservieren.

SELBST GEMACHTE MAYONNAISE

Zubereitungszeit 10 minuten

Zutaten

- 2 Eigelbe

- 200 ml Öl

- 3 TL Zitronensaft

- eine Prise Salz

- bei Wunsch Dill

Zubereitung

Eigelbe, Salz und Zitronensaft in einer Schüssel mit Pürierstab verrühren, bis die Mischung dicker wird. Tropfenweise Öl zufügen. Es dauert ein paar Minuten - eile nicht, sonst wird es gerinnen. Nachdem das ganze Öl eingeschenkt ist, kannst Du nach Belieben noch Zitronensaft, Salz oder Dill zufügen. Im geschlossenen Behälter kann es im Kühlschrank bis 5 Tage stehen. Vor Benutzen durchrühren.

Gefüllte Paprika

Zutaten:

- [ ] 2 Paprika
- [ ] 4 Eier
- [ ] 6 Stück große Champignons
- [ ] 6 Brokkoliröschen
- [ ] ¼ TL Cayenne Pfeffer
- [ ] Salz & Pfeffer (Tipp: Kaufen Sie Paprika die symmetrisch sind und die gleiche Größe & Farbe haben)

Zubereitung:

1. Den ofen auf 190 grad vorheizen.

2. Die paprika waschen und der länge nach halbieren und das kerngehäuse entfernen.

3. In einer schüssel, die eier, das salz, den pfeffer, den cayenne pfeffer und den brokkoli vermischen.

4. Füllen sie in die ausgehölten paprikahälften die zutaten aus der schüssel und geben sie diese für circa 35 minuten in den backofen.

Schweineschnitzel mit Äpfeln

Ein recht einfaches und schnelles rezept, wie man ein schweineschnitzel natur, ohne aufwand einmal anders genießen kann.

Zutaten für 2 Personen:
350g schweineschnitzel
100g speckwürfel
2 mittelgroße äpfel (nicht zu süß)
1 große zwiebel
2 el sonnenblumenöl
20g sonnenblumenkerne
20g pinienkerne
1tl honig
1 tl apfelessig
¼ Tl salz
¼ Tl curry
1 messerspitze kreuzkümmel

Nährwertangaben gesamt:
Kalorien: 1720,9 kcal

Kohlenhydrate: 61,9 g

Eiweiß: 199,3 g

Fett: 69,9 g

Zubereitung:

In einer kasserolle mit einem esslöffel sonnenblumenöl die speckwürfel auslassen. Die zwiebel in kleine würfel schneiden und hinzufügen. Bis die zwiebel glasig wird, finden wir genug zeit, die schnitzel mit dem curry und etwas salz zu würzen.

Den speck und die zwiebel mit essig ablöschen. Sonnenblumen- und pinienkerne samt honig, restlichem salz und kreuzkümmel dazugeben und köcheln lassen.

Die schnitzel in einer pfanne mit dem restlichen öl braten, währenddessen die äpfel in kleine würfel schneiden und mit in die kasserolle mischen.

Das apfelrelish über die fertig gebratenen schnitzel geben.

Gefüllte Kirschtomaten

Für 8 Personen

Zutaten:

8 gekochte Speckstreifen, zerbröckelt

2 Pints Cherry Tomaten

1 reife Avocado, geschält und gewürfelt

2 grüne Zwiebeln, fein geschnitten

1 Teelöffel Zitronensaft

1/4 Tasse Paleo Mayonnaise

Meersalz und Pfeffer nach ihrer Wahl

Zubereitung:

1 Einen kleinen Schnitt in jede Tomate machen, den Inhalt mit einem Löffel ausschaben und entsorgen.

2 Tomaten für 15 Minuten mit dem Loch nach unten auslaufen lassen .

3 Avocado und Zitronensaft in eine kleine Schüssel geben, langsam mischen und abgießen.

4 Mayonnaise, Speck und Zwiebeln zusammenmischen und zur Avocado Mischung hinzufügen und umrühren.

161

5 Mischung mit einem Löffel in jede Tomate geben. Mit Frischhaltefolie abdecken und eine Stunde stehen lassen.

6 Mit Salz und Pfeffer würzen bevor serviert wird.

GULASCH

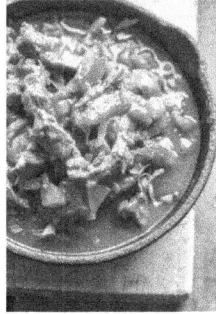

Zubereitungszeit 1 stunde 30 minuten

Zutaten

- 500 g Lamm- oder Rindfleisch
- 400 g Tomaten
- 500 g Kohlrübe
- 200 g Karotten
- 2 Zwiebeln
- 3 Knoblauchzehen
- 2 EL Olivenöl
- 1 EL Paprikapulver
- 1/2 TL Chilipulver
- 1 l Fleischbrühe

- 1 grüne oder gelbe Paprika

- Salz und Pfeffer

Zubereitung

Fleisch, Tomate, Kohlrübe und Karotten würfeln, Zwiebeln in Scheiben, grüne Zwiebel oder Paprika in Streifen schneiden. Knoblauch hacken. In heißem Öl Fleisch anbraten, Zwiebeln und Knoblauch zufügen, kurz andünsten. Gewürzen dazugeben, mit der Hälfte der Brühe ablöschen. Zugedeckt eine Stunde schmoren, bis das Fleisch gar ist. Kohlrübe, Karotten und die übriggebliebene Brühe dazugeben, 10 Minuten kochen. Paprika und Tomaten zufügen, noch 10 Minuten kochen. Abschmecken.

Kokos-Limetten-Energiekugeln

Zutaten:

- ☐ ¾ Tasse Mandeln
- ☐ ¼ Tasse Cashews
- ☐ 1,5 Tassen Datteln
- ☐ Saft von 3 Limetten
- ☐ Schalte von 3 Limetten
- ☐ Salz
- ☐ 1/3 Tasse ungesüßte Kokosflocken

Zubereitung:

1. Geben sie die mandeln und die cashwes in einen mixer und zerhacken sie diese in feine stücke

2. Geben sie die datteln, das salz, den saft und die schale der limetten zu und mixen sie alles zu einer masse.

3. Formen sie aus der masse schöne kleine kugeln und rollen sie diese in den kokosflocken.

4. Geben sie die energiekugeln zu lagerung in den kühlschrank.

Rotbarsch auf Pfifferlingen

Ein leckeres Fischgericht mit Pilzen, einfach in der Zubereitung. Achten Sie darauf, frischen Fisch zu kaufen - am besten auf dem Wochenmarkt.

Zutaten für 4 Personen:
4 Rotbarsch Hälften (600 g insgesamt)

1 Zwiebel

300 g Pfifferlinge

1 Bund Frühlingszwiebeln

400 g kleine Tomaten

2 EL Kokosöl

1 EL Zitronensaft

1 Prise Salz und Pfeffer

Nährwertangaben gesamt:
Kalorien: 1138,4 kcal

Kohlenhydrate: 41,9 g

Eiweiß: 127,7 g

Fett: 47,6 g

Zubereitung:

Waschen sie den fisch kurz ab und entfernen, falls noch nicht geschehen, die hauptgräte. Beträufeln sie den fisch mit zitronensaft und salz. Von den tomaten muss die haut entfernt werden. Dazu wenden sie eine einfache technik an. Ritzen sie ein x am ende des stiels in die tomate und geben sie sie kurz in kochendes wasser. Danach können sie die haut ganz einfach mit einem messer abziehen.

Als nächstes kümmern sie sich um die zwiebeln und die frühlingszwiebeln. Hacken sie die zwiebeln klein und schneiden sie die frühlingszwiebeln in ringe. Die zwiebeln können sie in einer pfanne mit kokosöl andünsten, bis sie glasig werden. Geben sie dann die pfifferlinge für 8 minuten in die pfanne dazu.

In einer weiteren pfanne braten sie die fischfilets, ebenfalls in kokosöl, an. Nach 3 minuten in der pfanne sollten sie das fischfilet wenden.

Geben sie in die pfanne mit den pfifferlingen und frühlingszwiebeln die tomaten dazu. Verschließen sie die pfanne mit einem geeigneten deckel und lassen sie das ganze weitere 3 minuten ziehen, bevor sie es mit salz und pfeffer abschließend würzen. Das rezept eignet sich wunderbar zur ernährung bei einer paleo diät.

Veganes Lamm Spieß

Für 4-6 Personen

Zutaten:

0,7 kg Lamm, gewürfelt

2 große rote Paprika, in 1cm große Würfel geschnitten

2 mittelgroße Zwiebeln, geschält und geviertelt

1/2 Tasse Kokosöl

1/4 Tasse Zitronensaft

1/2 Teelöffel Zwiebelpulver

1/2 Teelöffel Thymian

1/2 Teelöffel Paprikagewürz

1 Esslöffel zerhackter Knoblauch

1/4 Tasse frische Petersilie

1 Teelöffel Meersalz

Zubereitung:

1 Kokosöl, Zitronensaft, Salz, Zwiebelpulver, Thymian, Paprikagewürz und Knoblauch in eine Backform geben. Lamm hinzugeben, abdecken und über Nacht im Kühlschrank lassen.

2 Bei Holzspießen diese mindestens 20 Minuten in Wasser einweichen. Dies verhindert, dass sie auf dem Grill anbrennen .

3 Die Marinade aus dem Lamm schöpfen und zusammen mit den Zwiebeln und Paprika auf die Spieße stechen.

4 Wenn der Grill/Grillpfanne bereit ist für 4-5 Minuten auf hoher Temperatur grillen.

5 Vor dem Servieren mit Petersilie verzieren .

HÄHNCHENCURRY MIT BLUMENKOHL-REIS

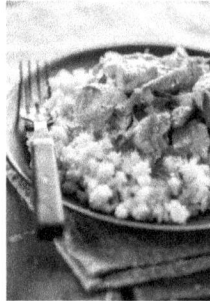

Zubereitungszeit 45 minuten plus 1-2 stunden zum ziehen

Zutaten

- 600 g Hähnchenschenkelfleisch

- 1 Blumenkohl

- 400 ml Kokosmilch

- Öl zum Braten

- Pfeffer und viel Currypulver

Zubereitung
Blumenkohl in der Küchenmaschine oder mit Stabmixer fein reiben. Dünsten oder im Öl braten. Hähnchenfleisch in 3 cm große Würfel schneiden, auf

der Pfanne anbraten. Mit Pfeffer und Currypulver abschmecken. Currypulver sollte dem Fleisch ordentlich Farbe geben. Kokosmilch zufügen, ein paar Minuten erhitzen. Noch mal Curry zufügen. Dünsten, bis das Fleisch gar ist.

Steak mit Kräutersauce

Zutaten:
- [ ] 2 Hände frisches Basilikum
- [ ] 1 Hand frische Petersilie
- [ ] 2 EL frisches Oregano
- [ ] 1 EL frisches Rosmarin
- [ ] 1 EL frisches Thymian
- [ ] 1 EL Estragon
- [ ] 2 Zehen zerhackter Knoblauch
- [ ] ¾ Tasse Olivenöl
- [ ] 700 Gramm Steak

Zubereitung:

1. Schneiden sie die gewürze und den knoblauch und hacken sie alle zutaten

2. Geben sie die gewürze in eine schüssel und fügen sie ¾ tassen olivenöl zu.

3. Würzen sie die hergestellte soße mit salz & pfeffer

4. Decken sie die schüssel mit einer folie ab und stellen sie die schüssel für 1 stunde beiseite.

5. In der zwischenzeit würzen sie das fleisch mit salz & pfeffer und beträufeln sie es mit 2 el olivenöl.

6. Braten sie das fleisch in einer pfanne an und lassen sie es für ca. 8-10 minuten in der pfanne verweilen bis es medium ist.

7. Geben sie das fleisch auf eine vorgewärmte platte und lassen sie es 5 minuten ruhen.

8. Übergießen sie das fleisch mit der sauce und genießen sie dieses wunderbare gericht.

Gefüllte Tomaten Mit 'Shrooms, Spinat & Käse

Für 4-6 Personen

Zutaten:

8 große Fleischtomaten

Hand voll getrockneter Porcini Pilze

Kokosöl, zum Braten

2 Tassen verpackter Spinat

8 flache Pilze, in Würfel geschnitten

1 ¼ Tasse Gemüse- oder Hühnerbrühe

2 Knoblauchzehen, fein geschnitten

2 Zweige Thymian – ohne Stiel, Blätter fein geschnitten

1 Zitrone für Saft

1 Tasse Ziegenkäse, ¼ Tasse Nährhefe, Prise frisch geriebene Muskatnuss, 1 Eigelb, geschlagen und Pfeffer

Zubereitung:

1 Tomaten in einer großen Pfanne mit kochendem Wasser für 1-2 Minuten blanchieren. Mit einem Löcher Löffel herausholen und das Wasser weiterkochen lassen. Tomaten in eine Schüssel Eiswasser geben.

2 Porcini Pilze in das kochende Wasser geben und die Pfanne von der Platte nehmen. Pilze zum Einweichen drin lassen .

3 4 Esslöffel Kokosöl in einer großen Bratpfanne auf mittlerer Stufe erhitzen. Den Spinat für 5 Minuten kochen lassen und umrühren.

4   Durch einen Sieb laufen lassen und die ganze Flüssigkeit mit einem Holzlöffel rauspressen. Dein Spinat feinschneiden und in eine Schüssel geben.

5 Mit einem Löcher Löffel die Porcini Pilze vorsichtig aus dem Wasser nehmen.

6 Bratpfanne wieder erhitzen und 1 Esslöffel Kokosöl hinzugeben. Alle Pilze für 6-8 Minuten auf mittlerer Stufe anbraten, bis sie braun werden.

7 Mit der Brühe übergießen und Knoblauch, Thymian und Zitronensaft hinzugeben. Solange kochen, bis die Flüssigkeit verdampft ist und die Pilze glänzen. Vom Herd nehmen und abkühlen lassen.

Rezept geht auf der nächsten Seite weiter...

Rezept der vorherigen Seite...

8 Stir Ziegenkäse und Pilze zu dem Spinat geben. 2/3 der Hefe, die Muskatnuss und Salz und Pfeffer dazugeben. Abdecken und in den Kühlschrank legen.

9 Backofen auf 160 Grad vorheizen.

10 Tomaten schälen und den oberen Teil um ein Drittel abschneiden. Den Teil behalten. Mit einem Löffel das Fleisch der Tomaten entfernen und aufbewahren.

11 Eigelb in die Ziegenkäsemischung geben. Damit die Tomaten füllen, aber nicht stopfen, da sie sonst kaputtgehen.

12 Den Rest der Hefe auf die Tomaten geben und den oberen Teil der Tomaten als „Deckel" nutzen. Das Ganze mit Olivenöl bespritzen und für 20-30 Minuten im Backofen backen.

13 Die Dressing Zutaten zusammenmischen und vor dem Servieren über die gebackenen Tomaten gießen.

Zubereitung für Dressing:

1/2 Teelöffel französischer Senf

2 Esslöffel Weißweinessig

6 Esslöffel Olivenöl

kleine Hand voll Basilikum

PIZZATEIG AUS BLUMENKOHL

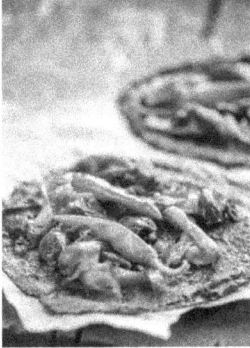

Zubereitungszeit 30 minuten

Zutaten

- 1 Blumenkohl

- 1 mittelgroße Zwiebel

- 2 Knoblauchzehen

- 40 ml gemahlene Mandeln

- 2 Eier

- Salz und Pfeffer nach Geschmack

- Fett für die Form

- Belag nach Wunsch: Oliven, Fleischaufschnitt, Tomaten, Hackfleisch usw.

Zubereitung

Den Ofen auf 200 Grad vorheizen. Blumenkohl in der Küchenmaschine fein mahlen. Die übrigen Zutaten außer Belag dazugeben. Falls die Mischung zu trocken ist, ein paar Esslöffel Wasser hinzufügen. Falls es zu nass ist, dann ein paar Teelöffel gemahlene Mandeln dazugeben. Ein Blech mit Backpapier auslegen und mit Butter oder Öl einfetten. Die Blumenkohlmischung in zwei gleich große Hälften teilen, auf dem Blech jede Hälfte mit Händen in 3-4 Mm dicke Kreise formen. Den Teig bei 200 Grad 20 Minuten vorbacken. Dann mit gewünschtem Belag decken, noch 5-7 Minuten backen.

MEAZZA ODER FLEISCHPIZZA

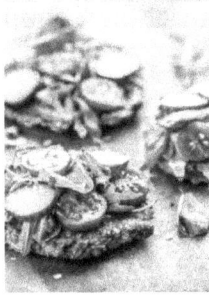

Zubereitungszeit 30 minuten

Zutaten

- 800 g Rinderhack

- 2 Chilischoten

- 6 Knoblauchzehen

- frische oder tiefgekühlte Petersilie

- 2 Eier

- Salz, Pfeffer

- Für Salat:

- 8 Kirschtomaten

- 1 Salatgurke

- grünen Salat (z. B. Rucola)

Zubereitung

Knoblauch, Petersilie und Chili hacken. Hackfleisch mit Chili, Knoblauch, Petersilie, Gewürzen und Eier mischen. Die Mischung in vier teilen, große flache Bälle formen. Von beiden Seiten ein paar Minuten braten. Tomaten halbieren, Gurke in Scheiben schneiden, mit Salat mischen. Zum Servieren Salat auf Hackbälle legen.

• **Tipp!** Wenn Du kein würziges Essen magst, kannst Du statt Chili auch zum Beispiel Porree nehmen.

Zucchini Stücke

Für 12 Muffins

Zutaten:

1 Tasse Zucchini, gerieben

1 Ei

1/4 süße Zwiebel, gewürfelt

1/4 Tasse Nährhefe

1 Teelöffel Kokosöl

Meersalz und Pfeffer

Zubereitung:

1 Ofen auf 200 Grad vorheizen. Mini-Muffin-Form mit Kokosöl einfetten und zur Seite stellen.

2 Die Zucchini reiben und das Wasser herauspressen, sonst ist sie durchweicht .

3 In einer Schüssel das Ei, Zwiebeln, Hefe, Zucchini, Salz und Pfeffer vermischen.

4 Mit einem Löffel die Mischung in die Muffin Formen geben.

5 Für 15-18 Minuten backen oder bis die Oberseite
braun ist .

Thai Curry mit Garnelen

<u>Zutaten für 4 Personen:</u>

400 g Garnelen

400 g Bambussprossen

250 g Zuckerschoten

200 g Champignons

2 Karotten

2 Paprikas

2 Zwiebeln

1 Zucchini

1 Brokkoli

1 Mango

2 Stangen Zitronengras

250 ml Kokosmilch

2 TL Currypaste

2 EL Currypulver

Salz, Pfeffer, Chilipulver zum Würzen

Nährwertangaben gesamt:

Kalorien: 1759,2 kcal

Kohlenhydrate: 144,2 g

Eiweiß: 135,2 g

Fett: 66,0 g

Zubereitung:

Einen topf mit wasser zum kochen bringen und in der zwischenzeit den brokkoli in röschen schneiden. Danach die brokkoliröschen und zuckerschoten für 6 minuten im heißen wasser blanchieren und im anschluss in eiswasser kurz abschrecken.

Nun die verbleibenden gemüsesorten und die mango schälen und in etwa gleich große stücke würfeln und ebenfalls erst mal bei seite stellen.

Die garnelen nach belieben würzen und in einer pfanne oder einem asiatischen wok anbraten.

Nun das gewürfelte und blanchierte obst und gemüse für maximal 10 minuten mitanbraten.

Im anschluss die bambussprossen zugeben und mit der kokosmilch und der currypaste übergießen. Nach einer abschließenden kochzeit von weiteren 10 minuten nur noch mit den gewürzen nach belieben abschmecken und heiß servieren

EINFACHES HÄHNCHEN AUS DEM OFEN

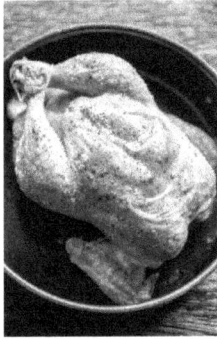

Zubereitungszeit 1 stunde 15 minuten

Zutaten

- 1 Hähnchen

- 1 EL Meersalz

- schwarzen Pfeffer

Zubereitung

Den Ofen auf 230 Grad vorheizen. Das Hähnchen mit Küchenpapier von innen und außen abtrocknen, danach zubinden, um das Anbrennen von Flügeln und Keulen zu vermeiden. Benutze ungefärbten Haushaltsstrick. Zuerst Flügel auf den Rücken falten, dann Beine miteinander verbinden, von dort den Strick entlang des Rückens bis zum Hals ziehen und dann Flügelenden mit dem Strick binden. Den Knoten als Schleife unters Kinn machen. Hähnchen in die Form legen und mit Meersalz und frisch gemahlenem Pfeffer bestreuen. Im Ofen 50-60 Minuten garen. Nach der Hälfte der Garzeit Temperatur auf 200 Grad drehen, sodass die Haut nicht zu dunkel wird. Aud dem Ofen nehmen und mit Bratensaft gießen. Vor dem Servieren 15 minuten stehen lassen.

www.ingramcontent.com/pod-product-compliance
Lightning Source LLC
Chambersburg PA
CBHW060325030426
42336CB00011B/1208